Zur Statistik der Zahnkaries.

Inaugural-Dissertation

zur

Erlangung der Doktorwürde

der

Philosophischen Fakultät
der Friedrich-Alexanders-Universität zu Erlangen

vorgelegt von

Robert Klöser
aus Stolberg.

Tag der mündlichen Prüfung: 19. II. 1913.

Springer-Verlag Berlin Heidelberg GmbH 1913

Gedruckt mit Genehmigung
der Philosophischen Fakultät der Universität Erlangen.

Dekan: Herr Geh. Rat Prof. Dr. **Wiedemann.**
Referent: Herr Geh. Rat Prof. Dr. **Ritter von Eheberg.**

ISBN 978-3-662-22700-8   ISBN 978-3-662-24629-0 (eBook)
DOI 10.1007/978-3-662-24629-0

Sonderabdruck
aus der
Deutschen Monatsschrift für Zahnheilkunde.
31. Jahrgang. 1913. Heft 8—11.

I. Kapitel. Geschichtliches. Verbreitung der Karies.

Die Karies der Zähne ist ein chemisch-parasitärer Prozeß, bei
dem durch Säuren und Mikroorganismen die anorganischen und or-
ganischen Bestandteile des Zahns vernichtet werden (29). Sie ist
eine der verbreitetsten Volkskrankheiten. Die subjektiven Symptome
dieser Krankheit interessieren den Statistiker nicht. Als objektives
Symptom ist zu bezeichnen der Substanzverlust (62). Bei allen
statistischen Untersuchungen nun, die sich mit der Zahnkaries befassen, wird derjenige Zahn als kariös bezeichnet, der einen Substanzverlust aufzuweisen hat. Einzelne Zahnärzte sind bei ihren
Untersuchungen aber noch „gewissenhafter“ gewesen, indem sie jede
Verfärbung des Zahns — sei sie dunkel oder licht — als Karies an-
sprechen (78). Dies ist entschieden zu weit gegangen; denn die
dunkle Verfärbung kann nur eine abnorme Pigmentierung darstellen,
während die lichten Flecken auf eine mangelhafte Verkalkung des
Schmelzes an dieser Stelle hinweisen. Wenn diese Stellen auch
manchmal mehr zur Karies disponieren, so ist es doch nicht statt-
haft, sie als kariös zu bezeichnen. Des weiteren kann der Schmelz
durch chemische oder mechanische Insulte defekt geworden sein,
ohne daß es sich hier um Karies handelt. Es gibt auch Fälle, in
denen Zähne ohne Schmelzbekleidung durchbrechen. Schließlich
sind noch die sogenannten gerieften Zähne von den kariösen wohl
zu unterscheiden. Unter gerieften Zähnen versteht man solche,
welche Schmelzdefekte aufweisen, die durch Ernährungsstörungen
während der Verkalkungsperiode der Zähne bedingt sind. Diese
Affektion, welche man auch Erosion oder Hypoplasie nennt, findet
sich in der Regel an mehreren Zähnen zugleich und zwar vor allem
an den ersten Mahlzähnen und an den Schneidezähnen. In diesen
Fällen ist also die Diagnose der Karies nicht einfach, und es be-

darf zur einwandfreien Feststellung mehrfacher genauer Untersuchung oder gar längerer Beobachtung. Beides dürfte aber bei den meisten Untersuchungen an größeren Menschenmassen nicht möglich sein, weil die Zeit nicht ausreicht.

Die Gründe, die zur Forderung größerer Untersuchungen Anlaß gaben, sind diese:

1. Man wollte den Prozentsatz der an Karies erkrankten Menschen berechnen;

2. Man wollte die Ursachen der Karies ergründen und ihre traurigen Folgen aufdecken;

3. Man hoffte durch zahlenmäßige Belege die städtischen und staatlichen Behörden zu überzeugen, daß im Interesse der Volksgesundheit eine öffentliche Zahn- und Mundpflege unbedingt notwendig sei. Es sind also ebenso praktische wie wissenschaftliche Gesichtspunkte, die den Zahnärzten bei ihrer Arbeit vorschwebten. Es fragte sich nur, woher das zu untersuchende Material nehmen. Nun gab es allerdings nicht viel zu überlegen, da nur Schulkinder, Musterungspflichtige und Soldaten in Betracht kamen. Man mußte mit dem vorliebnehmen, was sich bot. Man sollte ja meinen, die Schulkinder wären ein sehr geeignetes Material für solche Untersuchungen, da in Deutschland der Schulzwang besteht und also die Schulkinder die Gesamtheit der Kinder von 6—14 Jahren darstellen (119). Man könnte zunächst einwenden, daß in den Städten immerhin viele Kinder durch höhere Lehranstalten und Pensionate der Volksschule entzogen werden, aber vor allem ist zu bedenken, daß es nicht möglich ist, von der Kariesfrequenz der Schulkinder auf eine allgemeine Kariesfrequenz des ganzen Volkes zu schließen; denn die Kinder stehen gerade während des schulpflichtigen Alters in der Zeit des Zahnwechsels. Der Prozentsatz kariöser Zähne wird also bei Kindern immer größer sein als bei Erwachsenen, da die Milchzähne leichter und in größerer Menge erkranken, als die bleibenden, und somit bei den Schulkindern der Prozentsatz sämtlicher erkrankter Zähne wesentlich beeinflußt wird durch den Prozentsatz der erkrankten Milchzähne. Deswegen hat es auch nicht an Stimmen gefehlt, welche forderten, daß bei Untersuchungen statistischer Natur die Milchzähne nicht zu berücksichtigen seien (19). Was nun die Soldaten betrifft, so stellen sie ein noch ungünstigeres Material dar, da sie eine Auslese der männlichen Bevölkerung sind. Es kommt also hier die weibliche Bevölkerung überhaupt nicht zur Geltung und von der männlichen nur der bessere auserlesene Teil (85). Ein einwandfreieres Material liefern uns die Musterungspflichtigen, da in Deutschland jeder 20jährige junge Mann sich der Militär-

behörde zu einer körperlichen Untersuchung vorstellen muß. Es ist zu bedenken, daß allerdings die Einjährigen von dieser Verpflichtung befreit sind und sich erst in späteren Jahren zu gestellen brauchen, aber sie werden die Ergebnisse kaum zu beeinflussen vermögen. Bei Gelegenheit dieser Musterung ist nun von vielen Zahnärzten gleichzeitig eine Untersuchung der Zähne vorgenommen worden (110). Aber auch die hier gefundenen Werte leiden keine Verallgemeinerung in dem Sinne, daß man auf die Verbreitung der Karies im Volke schließen könnte, weil es sich hier wieder um die männlichen Individuen handelt und das weibliche Geschlecht sich bezüglich der Häufigkeit der Karies vielleicht anders verhält.

Wenn wir ferner bedenken, daß an all diesen Untersuchungen eine große Anzahl von Zahnärzten beteiligt war, daß die Diagnose der Karies oft Schwierigkeiten bereitet, daß die Untersuchungen in sehr schnellem Tempo erledigt wurden, daß weiterhin viele kariöse Stellen bei einem flüchtigen Gang der Untersuchung leicht übersehen werden, daß schließlich das subjektive Urteil des einzelnen Untersuchers eine große Rolle spielt, so ist die größte Vorsicht geboten, wenn man die Resultate der Forscher mittelbar oder unmittelbar miteinander vergleichen will (78). In der großen Mehrzahl der Fälle würde es überhaupt ein Fehler sein. Röse hat der Selbstprüfung wegen ab und zu dieselben Soldaten zweimal untersucht und ist dabei zu dem Schluß gekommen, daß „je nach der Sorgfalt des untersuchenden Zahnarztes und den bei der Untersuchung obwaltenden Grundsätzen der Betrag der kranken Zähne um etwa ein Viertel seines wirklichen Wertes schwanken könne.“

Wir wollen also von vornherein die Möglichkeit ausschalten, auf Grund der, wenn auch sehr zahlreichen, Statistiken einen Anhaltspunkt für die Verbreitung der Karies im Volke zu finden. Es ist demnach eine leere Behauptung, wenn man in der zahnärztlichen Literatur liest, 85 Prozent der deutschen Bevölkerung sei karieskrank.

Nach dem bisher Gesagten dürfte es jedenfalls außer Zweifel stehen, daß eine gewissenhafte Untersuchung größerer Menschenmengen auf den Zustand ihrer Zähne eine nicht nur zeitraubende, sondern auch aufreibende Arbeit ist, daß vor allem aber die Verarbeitung der Resultate zu einer brauchbaren Statistik hohe Anforderungen an Ausdauer und Geistesschärfe stellt.

So ist es nicht zu verwundern, daß die Zahnärzte lange davor zurückschreckten, Massenuntersuchungen der Zähne vorzunehmen. Im Jahre 1881 sehen wir noch, daß auf der 7. Jahresversammlung des Vereins schleswig-holsteinischer Zahnärzte am 21. und 22.

August zu Flensburg die Frage: „Wie steht es mit der Ausbreitung der Karies in der Provinz Schleswig-Holstein, und läßt sich darüber eine statistische Karte entwerfen?" von allen Rednern dahin beantwortet wurde, daß solche statistische Untersuchungen nur mühevolle Arbeit erheischten, daß ihr Wert aber sehr zweifelhaft sei (120).

Der erste, der statistische Daten über die Kariesfrequenz veröffentlichte, war Parreidt (100). Er führte vom Jahre 1878 ab regelrechte Statistiken über die Kariesfrequenz der einzelnen Zahnsorten und bringt eine Reihe sehr übersichtlicher Tabellen, die in späteren Kapiteln Erwähnung finden sollen.

Im allgemeinen aber scheinen die deutschen Zahnärzte die Ansicht ihrer holsteinischen Kollegen geteilt zu haben; denn jetzt ruht die Frage ungefähr 10 Jahre lang.

Einen nicht uninteressanten — außerhalb der von Zahnärzten inszenierten Bewewegung stehenden — Beitrag zur Kariesstatistik liefert im Jahre 1887 Odenthal (121). Er untersuchte in Bonn 987 Kinder, von denen nur 429 = 43,5 % kariöse Zähne hatten. Es ist dies ein in der Literatur vereinzelt dastehendes günstiges Resultat. Ob dies daran liegt, daß Odenthal mit einem gewissen Vorurteil an die Untersuchung heranging, oder ob die Bonner Kinder so gute Zähne hatten, muß dahinstehen. Vielleicht hat Odenthal aber auch den Begriff der Karies zu eng genommen; dafür spricht seine Äußerung auf Seite 18 „bei 429 Kindern fand sich Karies der Zähne in solchem Grade, daß bereits ein deutlicher Defekt in der Zahnsubstanz entstanden war."

Im Jahre 1891 nahm dann Fenchel (Hamburg) den Gedanken wieder auf und verschickte als Beilage zum zahnärztlichen Wochenblatt, das in der Erkenntnis der Wichtigkeit dieser Frage in doppelter Auflage erschien, 1800 Formulare an deutschredende Zahnärzte mit der Bitte, diese auszufüllen. Seine Hoffnungen mögen sich nicht erfüllt haben, da er nur 4 Exemplare ausgefüllt zurückerhielt. Aber Fenchel ließ den Mut nicht sinken; er veröffentlichte zunächst eine Schrift „Hygiene als Prophylaxe der Karies" und hielt vor Fachleuten und dem großen Publikum aufklärende Vorträge. Im Jahre 1893 untersuchte er 335 Kinder des Hamburger Waisenhauses (2). Von diesen hatten 12 = 2,8 % kariesfreie Gebisse. Durch diese Untersuchungen wurde die Aufmerksamkeit des städtischen Medizinalkollegiums erweckt; aber dabei blieb es auch. Zu Taten konnte man sich nicht entschließen. Deshalb gründete der Verein Hamburgischer Zahnärzte eine Poliklinik für Unbemittelte, als deren Leiter Fenchel angestellt wurde. Fenchel hatte durch seine Untersuchungen den Stein ins Rollen gebracht. Im Jahre 1894 trat ein neuer Forscher auf den Plan, der sich durch seine zahlreichen und geistreichen Schriften einen dauernden Namen erobert hat: Dr. C. Röse, der sich nicht mehr, wie Fenchel mit der zahlenmäßigen Feststellung der Kariesfrequenz begnügt, sondern ihren Ursachen auf den Grund geht und ihre Folgeerscheinungen ans Licht zieht. Auf der 66. Versammlung deutscher Naturforscher und Ärzte in Wien (24.—30. Sept. 1894) verlas Dr. Smreker einen Vortrag des Dozenten Dr. C. Röse über die Zahnverderbnis in den Volksschulen (119). Röse nennt hier die Aufstellung ausgedehnter und folgerichtig angeordneter Statistiken die „unentbehrlichste Grundlage für die Anbahnung zielbewußter gesundheitlicher Maßregeln auf dem Gebiete der Zahnheilkunde." Er untersuchte in und um Freiburg i. B. 7364 Schüler. Außerdem untersuchte er zum erstenmal die Gebisse erwachsener Leute und zwar von 253 Insassen des Freiburger Landesgefängnisses. Als Ursache der großen Zahnverderbnis bezeichnet Röse auf Grund umfangreicher Statistiken 1. den Genuß kalkarmen Wassers und kalkarmer Nahrung, 2. den Genuß eines klebrigen weichen Weizenbrotes. Das Jahr 1894 brachte noch zwei weitere Kongresse, die sich mit der Frage der Kariesfrequenz resp. mit Maßnahmen gegen die Karies befaßten. Zunächst sprach Cunningham auf dem 11. internationalen medizinischen Kongreß zu Rom (124) über internationale Kollektivuntersuchungen des Zustandes der Zähne der Schulkinder; dann wurde nach Fenchels Vorschlag auf dem 8. internctionalen zahnärztlichen Kongreß zu Kopenhagen folgende Resolution gefaßt:

„Der am 13. und 14. August in Kopenhagen tagende internationale zahnärztliche Kongreß ist der Ansicht, daß die Karies bei allen zivilisierten Völkern einen epidemischen Charakter angenommen hat, und daß sie dringende Gegenmaßregeln erheischt. Der Kongreß empfiehlt, in allen Ländern Kommissionen zu bilden, welche sich zur Aufgabe machen, die Zahnverhältnisse der betreffenden Länder statistisch festzustellen und die Behörden, welchen die Überwachung der Gesundheitspflege ihrer Länder obliegt, darauf aufmerksam zu machen unter gleichzeitigem Hinweis auf die zur Bekämpfung der Zahnkaries geeigneten Maßregeln.

Als geeignete Maßregeln zu diesem Zwecke empfiehlt der Kongreß in erster Linie die Aufklärung des Volkes über die rationelle Zahnpflege und Zugänglichmachung unentgeltlicher zahnärztlicher Hilfe für die Kinder unbemittelter Klassen".

In demselben Jahre untersucht Fenchel noch 693 Seminarschüler, da das Medizinal-Kollegium glaubte, der hohe Prozentsatz, der bei den ersten Untersuchungen zutage getreten sei, könne vielleicht Zufall sein. Es ergab sich, daß 98,5 % der Kinder an Karies litten (3).

Berten (Würzburg) veröffentlicht das Resultat einer im Jahre 1893 angestellten Untersuchung von 3347 Kindern, von denen nur 569 kariesfreie Gebisse aufwiesen (23).

Hoppe (Leipzig) untersucht 112 Knaben und 157 Mädchen und stellt einen innigen Zusammenhang zwischen Karies und Lymphdrüsenschwellung fest (21).

Lipschitz (Berlin) möchte gerne die Volksschulkinder untersuchen, aber die hohe Schuldeputation konstatierte, daß „eine solche Untersuchung außerhalb des Interessenkreises der Schulverwaltung liege." Er konnte deswegen nur 407 junge Damen einer privaten Töchterschule untersuchen. Lipschitz ging außerordentlich gewissenhaft vor, sein Schema umfaßt 28 Rubriken, die er für jedes Kind ausfüllte.

Paul Ritter (123) teilt im Verein für innere Medizin in Berlin mit, daß er 637 Personen untersucht habe. Er schlägt für das Gedeihen der Bevölkerung als unbedingt notwendig folgende Neueinrichtungen vor:

1. Die Anstellung von Schulzahnärzten,

a) jedes Kind müsse 4 mal im Jahre untersucht werden,

b) die Behandlung müßte in städtischen Anstalten eventuell im Anschlusse an schon vorhandene Krankenhäuser vor sich gehen (gleichzeitige zahnärztliche Überwachung der an Lues Leidenden),

c) Benachrichtigung der Eltern von dem Ausfall der Untersuchung,

2. Die Anstellung von Armenzahnärzten;

3. Vorträge in den Gemeindeschulen über die Wichtigkeit der Zahnpflege;

4. Abgabe von gedruckten Vorschriften über die Wichtigkeit und Art der Zahnpflege an die Ortsarmen.

Ritter ist der erste, der die Forderung aufstellte, daß Schulzahnärzte angestellt würden.

Der Verein badischer Zahnärzte veranstaltete ferner Untersuchungen in Karlsruhe, Heidelberg, Bruchsal, Pforzheim und Freiburg (125).

Das Jahr 1895 brachte die ersten Soldatenuntersuchungen und zwar von Port (84). Er untersuchte 858 Soldaten im Alter von 20—22 Jahren. Intakte Gebisse wiesen auf 61. Auf der 21. Versammlung schleswig-holsteinischer Zahnärzte demonstrierte Fenchel 24 Lichtbilder, die Volksrednern zur Verfügung stehen. Später kam für weniger Redegewandte noch ein Text hinzu. Man kann über

diese Art der Popularisierung der Zahnheilkunde geteilter Meinung
sein (126).

Im Jahre 1896 folgen Militäruntersuchungen von S e i t z (35).
Seitz hält das Militär deswegen für sehr geeignet, weil man aus
dem hier gefundenen Resultat auf die allgemeinen Zahnverhältnisse
im Volke schließen könne „zumal man da immer eine größere
Masse Leute aus ganz bestimmten Gegenden des Landes und aus
den verschiedensten Ständen des Volkes zusammen hat". Auf das
Irrige dieser Anschauung wurde schon hingewiesen. R ö s e. (85) veröffentlicht eine Arbeit über die Zahnverderbnis der Musterungspflichtigen in Bayern. Eine besondere Würdigung erfährt der Einfluß der Gesichtsform auf die Häufigkeit der Karies. Ebenso wird
der Zusammenhang zwischen Karies und Nahrung, Bodenbeschaffen-
heit, Alter, Bau der Zähne einer genauen Prüfung unterworfen.
Kurz vorher war eine andere Arbeit Röses erschienen über das Erkrankungsverhältnis der einzelnen Zähne des menschlichen Gebisses
(102). Auf der 12. Jahresversammlung des Vereins schleswig-
holsteinischer Zahnärzte stellte F e n c h e l den Antrag, bei der Regierung um die Erlaubnis größerer Schüleruntersuchungen einzu-
reichen (115). G r e v e reichte das Gesuch ein, die Antwort lautete
in bejahendem Sinne. Der Verein beschloß 20000 Zählkarten nach
einem bestimmten Schema an die Mitglieder zu verteilen. Dieser
Beschluß fällt schon in das Jahr 1897 (116).

K ü h n s (Hannover) (14) untersucht in demselben Jahre (1897)
374 Schulkinder. In Elberfeld und Witten wurden 5003 Kinder
von den Zahnärzten V o e r k e l und W e b e r untersucht (6). B a r t e l s
veröffentlicht seine Untersuchungen an Schulkindern und Soldaten
in Freiburg (86). Er legt großen Wert auf die Feststellung des
Kalkgehaltes des Wassers in den untersuchten Orten. Das Jahr
wird beschlossen mit Untersuchungen in Kaiserslautern durch J o c h-
h e i m und B r a d e r (4).

Im Jahre 1898 untersucht K e b e r l e t in Düsseldorf 2200 Kinder.
Bei den Knaben waren 26,8 %, bei den Mädchen 25,8 % der Zähne
kariös (127). T o r g e r berichtet in den Odontologischen Blättern,
daß er schon vor $2^{1}/_{2}$ Jahren in Dresden eine Zahnklinik für Kinder
eröffnet habe (128).

Bemerkenswert ist noch ein ministerieller Erlaß in Bayern vom
20 Juni 1898. Auf die Bitte des Direktors der Königlichen Lehrer-
bildungsanstalt Speyer, und nach Befürwortung des Bezirksarztes,
sind die Zähne sämtlicher Zöglinge 3 mal jährlich zu untersuchen
und etwaige Schäden sofort zu beseitigen (111).

Steffen veröffentlicht 1899 statistische Beobachtungen au Matrosen der Kaiserl. IV. Artillerieabteilung zu Cuxhaven. Von 450 Leuten waren 26 kariesfrei (87).

Das Jahr 1898 bringt dann noch Militäruntersuchungen von Kimmle (112). Er hat 1000 Mann untersucht und teilt die Befunde in 3 Gruppen:

1. Extrahierte Zähne (1176);

2. Karies I. Grades, welche keine Aussicht mehr auf konservierende Behandlung bietet (1449);

3. Karies II. Grades, wo eine konservierende Behandlung noch möglich ist (2034).

Leß (97) stellt Erhebungen an bei 220 Insassen der Provinzialbesserungsanstalt zu Konitz. Fenchel, der neben der schon erwähnten Klinik auch die Leitung der im Jahre 1896 gegründeten Mellinschen Stiftung übernommen hat, will sich jetzt nur letzterer widmen; sie hat stets mit großem Defizit gearbeitet. Mellin sichert ihr aber einen Jahreszuschuß von 6000 M. sodaß sie weiter bestehen kann. Körner (17) untersucht 4000 Schulkinder in Halle. Seine Arbeit zeichnet sich durch große Sorgfalt aus. Es ist für jeden Zahn die absolute Zahl sowie der Prozentsatz der Karies berechnet.

Lührse (Stettin) (32) veröffentlicht in diesem Jahre die schon 1895—96 stattgefundenen Untersuchungen an Soldaten. Er ordnet die Untersuchungen nach Gewerben und glaubt nachgewiesen zu haben, daß

1. das Gebiß der Kulturmenschheit in zunehmender Degeneration begriffen ist;

2. auf die Widerstandsfähigkeit der Zähne gegen Karies Rasseneigentümlichkeiten einen nachweisbaren Einfluß haben;

3. die Karies bei einzelnen Gewerben in so prägnanter Form verbreitet ist, daß man sie als Gewerbekrankheit für den betreffenden Beruf bezeichnen kann;

4. die Stadtbevölkerung schlechtere Zähne hat als die Landbevölkerung.

Port (München) (31) untersucht Landwehrleute im Anfang der 30er Jahre, stellt eine vergleichende Statistik der einzelnen Zahnsorten auf und gibt dazu erklärende graphische Darstellungen. Zum Vergleich zieht er seine Untersuchungen an 20jährigen herbei und kommt zu dem Schluß, daß die Gebisse sich vom 20.—30. Lebensjahr nicht so bedeutend in quantitativer Hinsicht verschlechtern, als vielmehr in qualitativer, weil der Zerfall sich vor allem auf die Backen- und Mahlzähne erstreckt. In diesem Jahre kommen dann auch die Resultate der Untersuchung in der Provinz Schleswig-Holstein heraus (18). Das Hauptverdienst an dieser mühevollen Arbeit hat Fricke, nachdem Fenchel der die ganze Sache angeregt hatte, sich an der praktischen Ausführung seiner eigenen Vorschläge gar nicht betätigte. Es wurden 19725 Kinder untersucht in 19 Städten, deren Namen aus den Tabellen zu ersehen sind. Interessant ist die Feststellung, daß nur 1887 Kinder im Besitze einer Zahnbürste waren; 218 hatten Füllungen (1,1%). Am 1. April 1900 reicht Fricke das Resultat an die Regierung ein, welche antwortet, daß in Zukunft die Zahn- und Mundpflege im Unterricht berücksichtigt werden würde (113). Auf der Jahresversammlung desselben Vereins im Vorjahre hatte Greve (114) vor der Überschätzung des Wertes statistischer Untersuchungen gewarnt. Er selbst hat 421 Kinder der Lauenburger und Ratzeburger Volksschulen untersucht und betont sehr energisch, daß man mit der zahnärztlichen Behandlung allein dem Übel nicht abhelfen könne; durch diese würden nur die Symptome des Übels beseitigt, nicht aber die Ursachen. „Es müßten für die ärmliche Bevölkerung für gesunde Wohnungen und Lieferung guter Säuglingsmilch gesorgt werden, was sich eventuell durch Bildung von Vereinen erreichen ließe. Bei der wohlhabenden Bevölkerung müsse der Verweichlichung entgegen gearbeitet werden. Sehr wichtig sei ein gehöriges Durchkauen der Speisen zwecks Übung der Kiefer und Anregung des Blutumlaufes sowie die möglichste Verminderung stärkemehlhaltiger Nahrung. Statt Kartoffeln sollten Reis, Milch und Eier gereicht werden und daneben viel Gemüse und reifes rohes Obst. Weizenbrot sollte durch gröberes Brot ersetzt werden".

In diesem Jahre trat ein Mann in den Dienst der Zahnhygiene, dessen seltene Energie Bewunderung verdient, und der das erreicht hat, was schon mehreren Generationen als Ideal vorgeschwebt hatte: es ist Jessen in Straßburg. Schon im Jahre 1895 hatte er bei der Schulbehörde um die Erlaubnis gebeten, die Volksschulkinder untersuchen zu dürfen. Diese war denn 1898 gegeben, und Jessen untersuchte im Jahre 1899 3000 Schulkinder (96).

Im Jahre 1901 untersucht Glogauer (30) in Kattowitz 1832 Knaben und 1865 Mädchen, die zusammen nur 76 gesunde Gebisse aufweisen. Ferner wird im zahnärztlichen Wochenblatt über Erhebungen in Halberstadt (66) berichtet.

Bruck (50) untersucht 3000 Soldaten der Breslauer Garnison, außerdem 419 Patienten der zahnärztlichen Klinik zu Breslau (90).

Das Jahr 1902 bringt Untersuchungen in den Städten Straßburg (Jessen), Sulzbach, Aschersleben, Hagen, Aschaffenburg,

Rheydt, Bingen und Magdeburg. Resultat und Literaturnachweis ist aus den Tabellen zu ersehen.

Bruck (90) ergänzt seine Statistik vom letzten Jahre und erweitert sie bedeutend. Zu erwähnen sind noch interessante Beobachtungen von Röse und Bartels (8). Von diesen beiden Forschern wurden die Kinder in Ihringen dreimal untersucht und zwar in den Jahren 1894, 1897 und 1901.

Röse veröffentlicht 1902 das Resultat (8):

1894 waren 29,2 %,
1897 waren 22,4 % und
1901 waren 9,4 % der Kinder frei von Karies.

Die starke Zunahme der Zahnfäule erklärt sich nach Röse daraus, daß die Bewohner dieses Städtchens im Laufe der Jahre vom harten Schwarzbrot zum Genuß eines weichen Weizenbrotes übergegangen waren. Das Jahr 1902 ist noch deswegen besonders bemerkenswert, weil in diesem Jahre in Deutschland die erste städtische Schulzahnklinik gegründet wurde und zwar in Straßburg. Diese Gründung ist zurückzuführen auf das rastlose Bemühen Jessens. In der Folgezeit entstehen nun in vielen Städten gleiche oder ähnliche Institutionen, die alle zu registrieren den Rahmen dieser Arbeit weit überschreiten würde. Es werden nunmehr nur noch statistische Ereignisse aufgezeichnet werden.

Im Jahre 1903 veröffentlicht Bruck (129) seine Untersuchungen nochmals im Zusammenhang. Er hat im ganzen 4264 Personen untersucht.

Richter (130) tritt mit Soldatenuntersuchungen an die Öffentlichkeit und legt besonderen Wert auf die Frage: Wie verhält sich das Körpergewicht der Leute zur Beschaffenheit des Gebisses?

Worm (131) hat in sehr gewissenhafter Art 3183 Kinder in Gleiwitz untersucht.

Michel (99) bespricht in der Wanderversammlung der süddeutschen und schweizer Zahnärzte zu Heidelberg das Ergebnis neuerer an 11 762 Würzburger Kindern vorgenommenen Untersuchungen. Steffen (133) veröffentlicht Untersuchungen, die er zu Vergleichszwecken im Marsch- und Geestlande angestellt hat. Seine Tabellen zeigen zur Evidenz, daß die Karies im Marschlande bei weitem häufiger vorkommt als im Geestlande. Eine Erklärung zu geben, wird nicht versucht.

Ehe ich in der Aufzählung solcher Untersuchungen fortfahre, sei vorerst nachgeholt, daß der bekannte Odolfabrikant Geh. Kommerzienrat Lingner, der viele für das Gemeinwohl nützliche Institutionen gründete (Hygiene Ausstellung 1911!) im Jahre 1900 sich der zahnhygienischen Wissenschaft annahm und aus seinen Mitteln eine „Zentralstelle für Zahnhygiene" in Dresden errichtete, zu deren Leiter Röse durch das Vertrauen seiner Kollegen erwählt wurde. Von dieser Zentralstelle aus wurden nun die meisten Untersuchungen in Deutschland dirigiert. Die Resultate wurden eingeschickt und hier verarbeitet. Aber in die meisten Städte reiste Röse selbst, um persönlich zu untersuchen oder wenigstens Anleitung zu geben. Selbst Schweden, Dänemark, Holland, Belgien, Böhmen bereiste Röse im Interesse der Wissenschaft. Viele Strapazen und Unannehmlichkeiten sind ihm begegnet, aber er hat sie alle überwunden (134). Die in der Zentralstelle verarbeiteten Untersuchungen sind in den Tabellen angeführt unter den Indices 78 und 95. Sie wurden ausgeführt nach dem nebenstehenden Schema.

Im weiteren Verlaufe dieses Kapitels werden nunmehr nur noch solche Untersuchungen Berücksichtigung finden, die außerhalb der von der Zentralstelle inszenierten Bewegung stattfanden.

Marcus (136) hat die in der Steingutfabrik zu Schlierbach beschäftigten Arbeiter untersucht. Die Maschinenformer hatten die besten, die Maurer die schlechtesten Zähne. Erklärung fehlt. In Hamm (137) werden 9000 Kinder untersucht. Bei einer Schulvisitation berücksichtigt Baumert in Radebeul (138) auch die Karies. Wilde (139) untersucht in Kiautschau 1459 Mann des III. Seebataillons.

Es erscheinen in diesem Jahre resp. zu Anfang 1904 zwei Werke, die reiches statistisches Material enthalten und die hier zu nennen wohl am Platze ist:

Jessen, Loos, Schläger: Zahnhygiene in Schule und Heer. Straßburg 1904 und

Ritter: Zahn- und Mundhygiene im Dienste der öffentlichen Gesundheitspflege (in Weyl, Handbuch der Hygiene, Ergänzungsband II, 1903).

In ersterem teilen Jessen und Loos Ergebnisse von Kinder- und Soldatenuntersuchungen mit.

Das Jahr 1904 bringt dann Untersuchungen in Lünen (140), Schlettstadt (141) und Seesen (142). Eine besondere Bedeutung erhält dieses Jahr dadurch, daß Röse zum erstenmal mit größeren Arbeiten an die Öffentlichkeit tritt, die ihr Entstehen der Zentralstelle verdanken. Es folgen hintereinander die Arbeiten: Zahnverderbnis und Militärtauglichkeit (143), Zahnverderbnis und Zensur (188), Zahnverderbnis und Beruf (5), die Zähne der Dalarner und Gotländer (9), der günstige Einfluß des harten Brotes auf die Gesunderhaltung der Zähne (8). Allen diesen Arbeiten ist ein sehr

Fragen für den Musterungspflichtigen und seine Angehörigen:

Vor- und Zuname:

Alter: Jahre, Monate:

Beruf:

Geburtsort:

Wurde der Musterungspflichtige gestillt:

Wie lange } a) von der Mutter:
{ b) von der Amme:

Geburtsort des Vaters:

    „   der Mutter:

Beruf des Vaters:

Fragen für den Zahnarzt:

Zahngewebe: 1. gelb, 2. weißgelb, 3. weiß, 4. grau, 5. graublau.

Zahnstellung: 1. enggedrängt, 2. normal, 3. getrennt stehend.

Schmelz: 1. normal, 2. Hypoplasie.

Zahnfleisch: 1. straff und weißlich-rosa, 2. gelockert und gerötet, 3. am Rande geschwürig entzündet.

Zahnstein: 1. fehlt, 2. wenig, 3. viel.

Grüner Belag: 1. fehlt, 2. wenig, 3. viel.

Überzählige Zahnmißbildungen der Kiefer. Allgemeiner Ernährungszustand des (der) Untersuchten: 1. gut, 2. mittel, 3. schlecht.

rechts   **Ober-kiefer**   links

			d5	d4	d3	d2	d1	d1	d2	d3	d4	d5			
					X					X	X	O			
8	7	6	5	4	3	2	1	1	2	3	4	5	6	7	8
		XF	O	O		Z	O	O	fehlt				O		

Unter-kiefer

			d5	d4	d3	d2	d1	d1	d2	d3	d4	d5			
			O	—	O					O	X	X			
8	7	6	5	4	3	2	1	1	2	3	4	5	6	7	8
		X				O	O	O	O		O	O	O		

Anthropologische Fragen:

Kopflänge . . . . }
Kopfbreite . . . . } Kopfindex

Gesichtshöhe . . . }
Gesichtsbreite . . . } Gesichtsindex

Gewicht . . kg

Größe . . . cm

Aufbiß

Geringer Überbiß

Starker Überbiß

Tauglich   §§

Zurückgestellt I

Zurückgestellt II

Ersatzreserve

Landsturm

Untauglich

umfangreiches Tabellenwerk beigefügt, auf das in späteren Kapiteln zurückgekommen wird.

Jessen veröffentlicht den 2. Jahresbericht der Schulzahnklinik zu Straßburg. Untersucht wurden 6900 Kinder. Aus Ulm und Kottbus wird ebenfalls über Erhebungen berichtet, jedoch ohne genügendes Zahlenmaterial.

Im Jahre 1905 werden auf Anordnung des Kaiserl. Bezirkspräsidenten die Zähne der Kinder in Saarburg und Niederweiler untersucht (144). In den Landgemeinden des Kreises Worms schenkte der Schularzt Dr. Frisenius den Zähnen besondere Aufmerksamkeit. Von ungefähr 1000 Schulanfängern hatten 721 kariöse Zähne (145). Röse veröffentlicht wieder neue große Statistiken und beweist die „Wichtigkeit der Mutterbrust für die körperliche und geistige Entwickelung des Menschen" (146). Ebenso ist seine Arbeit „Zahnverderbnis und Speichelbeschaffenheit" von reichlichen statistischen Angaben begleitet (147). In demselben Jahre beginnt die Veröffentlichung seiner „Beiträge zur europäischen Rassenkunde und die Beziehungen zwischen Rasse und Zahnverderbnis" im Archiv für Rassen- und Gesellschaftsbiologie (109).

Röse legt seiner Arbeit zu Grunde die Klassifikation der Rassen nach Retzius und unterscheidet nach der Kopfform: Dolichokephale, Brachykephale, Mesokephale; nach der Gesichtsform: Leptoprosopen, Chamäprosopen, Mesoprosopen.

Die Indices für Schädel und Gesicht werden berechnet nach den Gleichungen

$$J = \frac{B \cdot 100}{L}, \qquad J = \frac{H \cdot 100}{B}$$

(B = Breite, L = Länge, H = Höhe).

Die Grenze für Dolicho- und Brachykephale liegt bei 82,0, für das Gesicht bei 90,0.

Röse beweist nun, daß zwischen Kopfform (dem zuverlässigsten Zeichen einer untrüglichen Rassendiagnose) und Karies keine Beziehungen existieren, wohl aber zwischen der Gesichtsform und der Karies und zwar in dem Sinne, daß es „die auf Entartungserscheinungen beruhende Langgesichtigkeit ist, die die Entstehung der Zahnverderbnis begünstigt".

Zimmermann (103) stellt Kurven auf über die seit 20 Jahren an der Universitätsklinik Leipzig gemachten Füllungen und Extraktionen. Aus diesen Kurven berechnet er dann nach dem Vorbilde Scheffs (101) die Kariesfrequenz der einzelnen Zahnsorten. In diesem Jahre werden noch untersucht die Schulkinder in Magdeburg (148), Erfurt (148) und Nürnberg (149).

Das folgende Jahr 1906 bringt die schon seit vielen Jahren vorbereitete große Statistik deutscher Zahnärzte in deutschen Städten und Dörfern. Röse veröffentlicht diese Ergebnisse in seiner Arbeit: Die Verbreitung der Zahnverderbnis in Deutschland und den angrenzenden Ländern (78). Er schreibt:

„Die statistischen Erhebungen der Zentralstelle für Zahnhygiene über die Verbreitung der Zahnverderbnis hatten von Anfang an einen doppelten Zweck. Sie sollten 1. die Grundursachen der Zahnkrankheiten weiter aufdecken, 2. zahlenmäßige Belege über die Verbreitung der Zahnverderbnis schaffen. Nur mit Hilfe solcher Belege können Volk und Regierungen zur tatkräftigen Bekämpfung der weitverbreiteten Volkskrankheit angestachelt werden. Bei diesen Bestrebungen bin ich von zahlreichen Kollegen in den verschiedensten Gegenden Deutschlands aufs tatkräftigste unterstützt worden, so daß ich über ein recht beträchtliches Untersuchungsmaterial verfüge, das nach einheitlichen Grundsätzen zusammengestellt worden ist. Dieses Material könnte noch erheblich größer sein, wenn alle zahnärztlichen Kollegen, die ich zu zahnhygienischer Tätigkeit angeregt habe, sich entschlossen hätten, mit der Zentralstelle Hand in Hand zu arbeiten, anstatt ihre eigenen Wege zu wandeln. Immerhin beträgt die Anzahl der Schulkinder, Heerespflichtigen und Soldaten, die nach den Grundsätzen der Zentralstelle für Zahnhygiene zahnärztlich untersucht worden sind, 211050. Dazu kommen noch 9687 Erwachsene und Schulkinder, bei denen die Untersuchungen entweder unvollständig oder der Selbstprüfung wegen doppelt vorgenommen worden sind. Das gesamte Untersuchungsmaterial der Zentralstelle beläuft sich danach auf 220737, d. h. beinahe auf eine viertel Million Menschen.“

Jessen (150) teilt Untersuchungen an Kindern im Alter von 3—6 Jahren mit. Es dürften dies die einzigen Untersuchungen dieser Art sein. Von 2269 kleinen Kindern hatten 362 = 15,95 % ganz gesunde Gebisse; kariöse Zähne waren vorhanden 9427. 178 Kinder hatten mehr als 10 kranke Zähne. Außerdem hat Jessen noch 2103 Kinder im Alter von 6—8 Jahren untersucht. Die Untersuchungen wurden alljährlich in der Schulzahnklinik fortgesetzt. Es wurden weiter untersucht im IV. Jahre 834 Kinder (165), im V. 8535, im VI. 180 Kinder.

Kupfer (Lahr) (151) macht Beobachtungen an Volksschülern, Gymnasiasten, Realschülern und Schülerinnen der höheren Töchterschule. Er teilt die Kinder nach dem Aussehen (!) in 3 Gesundheitsstufen, ebenfalls die Gebisse in 3 Klassen. Er berücksichtigt ferner: Drüsen, Chlorose, Skrophulose, Rachitis, Gaumen- und Rachenmandeln, Kropf, Stellungsanomalien, Fisteln, Füllungen, Stottern, Lispeln.

Beschlossen wird das Jahr durch Untersuchungen in Mühlhausen (152) und Holzminden (12).

1907 werden Untersuchungen in Freiburg (153), Wilmersdorf (154), Hanau (155) und Waldenburg (156) bekannt.

1908 folgen Erhebungen in Cronberg i. T. (158), Lennep (159), Worms (160) und Cottbus (161).

Die Resultate, die in München zutage gefördert wurden (164), seien gleich hier angeführt, da sie in das Schema der folgenden Tabellen nicht hineinpassen. Die Kinder wurden von Schulärzten untersucht. Die Gebisse sind in 3 Klassen geteilt: gut $= 1$, mittel $= 2$, schlecht $= 3$. Über die dieser Einteilung zugrunde liegenden absoluten Werte berichtet die Quelle nicht.

I. Eintretende.

		I	II	III
Knaben	5826	489	3062	2275
Mädchen	5696	445	2923	2328
	11522	934	5985	4603
		8,1 %	51,9 %	40,0 %

II. Austretende.

		I	II	III
Knaben	2856	420	1730	706
Mädchen	4114	201	3683	230
	6970	621	5413	936
		8,9 %	77,7 %	13,4 %

Das Jahr 1908 bringt dann weiter eine überaus geistreiche und mit ungeheuerem Zahlenmaterial ausgestattete Arbeit Röses: „Erdsalzarmut und Entartung" (95) (vgl. Tab. 18). Er beweist in dieser Schrift vor allem, daß die Zähne in einer Gegend um so besser sind, je härter das Trinkwasser ist. Die Schlußergebnisse mögen durch die nebenstehende Tabelle veranschaulicht werden.

Im Jahre 1909 teilt Jessen im VII. Jahresbericht der städtischen Schulzahnklinik mit, daß nunmehr in Straßburg keine Untersuchungen mehr stattfinden werden. Jetzt wird auch das Resultat der 11jährigen Untersuchungen an den Volksschulkindern der Universitätsstadt Würzburg bekannt (11). Schon seit Beginn seiner Tätigkeit in Würzburg hatte Michel sich die größte Mühe gegeben, die Zahnverhältnisse der Schuljugend zu bessern. Zu diesem Zwecke wurden semesterlich Untersuchungen veranstaltet und die Kinder von älteren Praktikanten behandelt. Kirmayer hat das ganze Material verarbeitet und gibt außer instruktiven Tabellen seinen Ausführungen verschiedene Kurven bei, die das Schwanken der Kariesfrequenz in den einzelnen Semestern versinnbildlichen. Die Kurve verläuft ziemlich im Zickzack. Ganz auffällig sinkt sie im Wintersemester 1899 auf Sommersemester

Tab. 18. Die Beziehungen zwischen dem Erdsalzgehalte des Trinkwassers und der Häufigkeit von Zahnerkrankungen nach den von Dr. med. C. Röse in den Jahren 1894—1904 angestellten Untersuchungen bei 87 617 Volksschulkindern in 164 Ortschaften.

Durchschnittliche Gesamthärte des Trinkwassers in deutschen Härtegraden	Anzahl der untersuchten Ortschaften	Anzahl der untersuchten Kinder	Durchschnittszahl der erkrankten Zähne	Durchschnittlicher Prozentsatz der erkrankten Zähne	Prozentsatz der völlig gesunden Gebisse

A. Dörfer und kleinere Städtchen.

Durchschnittliche Gesamthärte	Anzahl der untersuchten Ortschaften	Anzahl der untersuchten Kinder	Durchschnittszahl der erkrankten Zähne	Durchschnittlicher Prozentsatz der erkrankten Zähne	Prozentsatz der völlig gesunden Gebisse
unter 2,0 (sehr weiche Wässer)	15	5,185	9,1	37,0	1,3
2,0— 4,9	21	5,092	8,3	33,7	3,4
5,0— 9,9	22	3,875	7,4	29,7	4,3
10,0—14,9	21	3,214	6,9	27,4	6,5
15,0—19,9	18	3,240	6,6	26,7	6,4
20,0—24,9	19	3,513	5,9	23,9	9,8
25,0—29,9	17	2,632	4,7	18,9	14,5
30,0—37,9	11	2,004	4,2	17,1	17,9
über 38,0 (sehr harte Wässer)	14	2,833	3,8	15,4	20,2

B. Städte über 6000 Einwohner.

Durchschnittliche Gesamthärte	Ort	Anzahl der untersuchten Kinder	Durchschnittszahl der erkrankten Zähne	Durchschnittlicher Prozentsatz der erkrankten Zähne	Prozentsatz der völlig gesunden Gebisse
2,2	Freiburg i. B.	3,460	8,4	35,0	1,3
3,2	Nordhausen	3,868	8,7	34,8	2,1
6,9	Dresden	47,208	7,5	30,1	3,0
17,9	Hannover	802	7,4	29,5	3,9
19,6	Sondershausen	230	6,3	25,6	4,8
54,8	Frankenhausen	461	4,4	17,8	21,0

Man beachte: Im gleichen Schritte mit der Zunahme der Wasserhärte nimmt die Anzahl der kranken Zähne ab.

Oder: Je härter das Trinkwasser, um so besser die Zähne.

1900. Es wird leider keine Erklärung gegeben. Nachher schnellt die Kurve wieder in die Höhe, scheint dann aber vom W.-S. 1907 ab stetig im Sinken begriffen zu sein.

Es finden ferner Untersuchungen statt in Holzminden (12), Ulm (166), Darmstadt (167/68), Mühlhausen (169), Cottbus (170), Berlin (171) und Breslau (172).

In den beiden folgenden Jahren 1910 und 1911 folgen eine ganze Reihe von Untersuchungen, die, wie auch schon manche in den Vorjahren, kaum der Erwähnung wert sind. Sie werden meist nicht aus wissenschaftlichen Gründen unternommen, sondern lediglich um irgend welche Behörden von der Notwendigkeit zu überzeugen, daß „etwas geschehen müsse". Es erfolgt dann meistens 1. eine Bezahlung des Untersuchenden oder 2. die Übertragung der Schulzahnarztstelle an den Betreffenden.

Es ist also mit der statistischen Wissenschaft auf zahnärztlichem Gebiet schlimm bestellt. Seitdem die Zentralstelle eingegangen ist, ist keine Arbeit mehr von annähernd dem Werte erschienen, wie ihn die Röseschen Arbeiten repräsentieren, trotzdem das Feld noch lange nicht erschöpft ist, wie im Verlaufe dieser Abhandlung gezeigt werden wird. Der Vollständigkeit halber seien von den Untersuchungen der letzten drei Jahre 1910—1912 erwähnt aus dem Jahre:

1910: Duisburg (173), Ulm (174), Seesen (175), Gotha (176), Karlsruhe, Villingen (177) und Donaueschingen (178).

1911: Freiburg (179), Braunschweig (180).

1912: Witkowo (181), Cöthen (182), Magdeburg (183), Bernburg (184), Radeberg (47), Myslowitz (41), Lingen (51) und schließlich Erlangen (vom Verfasser wurden 2600 Kinder untersucht).

Im Folgenden will ich nun nach dem Muster der Zentralstelle eine Tabelle zusammenstellen, in der alle mir bekannten Resultate aufgezeichnet werden sollen. Leider ist es bei einer großen Zahl unmöglich, sämtliche Rubriken auszufüllen, weil eben die Angaben fehlen. In vielen Fällen habe ich durch kleinere Berechnungen die eine oder andere Spalte ausfüllen können.

Auch für das Ausland sind einige interessante Zahlen beigefügt. Wir sehen da, daß für Schweden uns die ausgedehntesten Untersuchungen zur Verfügung stehen. In England und Schottland haben schon etwas früher als in Deutschland die Untersuchungen der Zahnärzte begonnen. Einer der eifrigsten Forscher auf diesem Gebiete ist Cunningham (Cambridge). Auch in der Schweiz wurde der Gedanke, durch statistische Beobachtungen einen Boden für praktische Zahnhygiene zu schaffen, gerne aufgenommen. Wir haben in Luzern (1) schon 1891 eine Untersuchung zu verzeichnen, die mit zu den ersten des Kontinents gehören dürfte. In Rußland hat die

(Fortsetzung des Textes auf S. 38.)

Tabelle 1.

Verbreitung der Zahnverderbnis bei Volksschulkindern in deutschen Städten und Dörfern.

Nr.	Untersuchungsort	Anzahl der untersuchten Kinder	Anzahl der		Durchschnittszahl der erkrankten Zähne	Durchschnittl. Prozentsatz der erkrankten Zähne	Anzahl und Prozentsatz der Kinder mit völlig gesunden Gebissen	Anzahl und Prozentsatz der Kinder mit erkrankten Zähnen
			gesunden Zähne	erkrankten Zähne				
1	Frankenhausen [78]	461	9436	2051	4,4	17,8	97 = 21,0	364 = 79,0
2	Detmold [78]	832	16986	3739	4,5	18,0	95 = 11,4	737 = 88,6
3	Harburg a. E., 11 Dörfer [78] .	478	9475	2334	4,9	19,8	41 = 8,6	437 = 91,4
4	Rheydt (Rhld.) [78]	225	4425	1232	5,5	21,8	17 = 7,5	208 = 92,5
5	Aschersleben (Prov. Sachsen) [78]	3262	62110	18021	5,5	22,5	327 = 10,0	2935 = 90,0
6	Dortmund (Westfalen) [78] . .	1475	27950	8769	5,9	23,9	98 = 6,7	1377 = 93,3
7	Köln (Rheinpr.) [78]	351	6544	2066	5,9	24,0	10 = 2,8	341 = 97,2
8	Würzburg	191	3494	1125	5,9	24,4	5 = 2,6	186 = 97,4
9—23	Rudolfstadt (15 Dörfer der Umgegend) [78]	1022	18988	6238	6,1	24,7	89 = 8,7	933 = 91,3
24	Sondershausen (Thür.) [78] . .	230	4223	1452	6,3	25,6	11 = 4,8	219 = 95,2
25	Lamgo (Lippe-Detmold) [78] . .	882	16154	5823	6,6	26,5	29 = 3,3	853 = 96,7

26	Halle a. d. Saale [78]	4901	87196	32387	6,6	27,1	236 = 4,8	4665 = 95,2
27	Rügenwalde (Pommern) [78] . .	976	17419	6717	6,9	27,8	57 = 5,8	919 = 94,2
28	Magdeburg [78]	4573	80458	31497	6,9	28,1	164 = 3,6	4409 = 96,4
29	Rudolfstadt, Stadt [78]	1025	17850	7280	7,1	29,0	50 = 4,9	975 = 95,1
30	Hannover [78]	802	14141	5932	7,4	29,5	31 = 3,9	771 = 96,1
31	Freystadt (Schlesien) . . .	599	10327	4416	7,4	30,0	23 = 3,8	576 = 96,2
32	Harburg a. d. Elbe [78] . . .	580	10173	4358	7,5	30,0	17 = 2,9	563 = 97,0
33	Dresden und Plauen-Cotta [78] .	47208	821529	354869	7,5	30,1	1427 = 3,0	45781 = 97,0
34	Bremen [78]	1122	19350	8386	7,5	30,2	50 = 4,5	1072 = 95,5
35	Stuttgart [78]	6633	114040	49854	7,5	30,4	132 = 2,0	6501 = 98,0
36	Neusalz a. O. (Schlesien) [78] .	1136	19420	8725	7,7	31,1	25 = 2,2	1111 = 97,8
37	Erfurt [78]	2166	37008	16876	7,8	31,3	67 = 3,1	2099 = 96,9
38	Leipzig [78]	8362	142270	64905	7,8	31,3	212 = 2,5	8150 = 97,5
39	Nordhausen (Thür.) [78] . . .	1803	29305	14676	8,1	33,4	36 = 2,0	1767 = 98,0
40	Höchst a. M. [78]	1773	29158	14681	8,3	33,5	67 = 3,8	1706 = 96,2
41	Freiburg i. B. [78]	3460	53890	29017	8,4	35,0	45 = 1,3	3415 = 98,7
42	Frankfurt a. M. [78]	13183	218156	109730	8,3	33,5	282 = 2,1	12901 = 97,1
43	Chemnitz [78]	16058	269202	138027	8,6	33,9	196 = 1,2	15862 = 98,8
44	Kattowitz (Schlesien) [78] . . .	3688	60186	31608	8,6	34,4	71 = 1,9	3617 = 98,1
		129457	2230863	986791	7,6 [0,97]	30,7	4007 = 3,1	125450 = 96,9 [3,18]

Tabelle 2.

Verbreitung der Zahnverderbnis bei Volksschulkindern in deutschen Städten und Dörfern.

Nr	Untersuchungsort	Anzahl der untersuchten Kinder	Anzahl der		Durchschnittszahl der erkrankten Zähne	Durchschnittl. Prozentsatz der erkrankten Zähne	Anzahl und Prozentsatz der Kinder mit völlig gesunden Gebissen	Anzahl und Prozentsatz der Kinder mit erkrankten Zähnen
			gesunden Zähne	erkrankten Zähne				
45	Schlettstadt (Els.) [141]	1095	17353	9457	8,6	35,3	23 = 2,1	1072 = 97,9
46	Nordhausen (Thür.) [78] . . .	3868	63167	33750	8,7	34,8	83 = 2,1	3785 = 97,9
47	Aschaffenburg [78]	517	7872	4760	9,2	37,7	5 = 1,0	512 = 99,0
48	Kulm (Westpr.) [78]	1011	15369	9709	9,6	38,7	15 = 1,5	996 = 98,5
49	Augsburg [78]	9585	130012	104744	10,9	44,6	33 = 0,3	9552 = 99,97
50	Hannover, 1898 [14]	374	6112	1630	4,3	21,0	32 = 8,5	342 = 91,5
51	Straßburg, 1901 [15]	10005	98149	102456	10,2	51,2	430 = 4,24	9575 = 95,76
52	Kaiserslautern, 1897 . . .	4446	71525	31187	7,01	30,3	52 = 1,16	4394 = 98,89
53	Elberfeld, 1898 [6]	3987	70601	20459	5,13	22,5	199 = 5,0	3788 = 95,0
54	Witten, 1898 [7]	1016	18496	5309	5,22	22,33	48 = 4,7	968 = 95,3

55	Ulm, 1907 [10]	4711	116474	41870	8,9	35,9	68 = 1,44	4643 = 98,56
56	Holzmünden, 1909 [12]	1528	27957	7356	4,75	20,8	62 = 4,0	1466 = 96,0
57	Halberstadt, 1900 [66]	1019	22074	4302	3,9	16,31	183 = 18,0	836 = 82,0
58	Halberstadt, 1900 [66] , . . .	966	18785	4250	4,4	18,45	48 = 5,0	918 = 95,0
59	Leipzig [31]	269	5387	1069	3,9	16,5	26 = 9,6	243 = 90,4
60—80	21 Orte um Würzburg, 1893 [28]	3347	65333	12015	3,5	15,3	569 = 17,0	2778 = 83,0
81	Straßburg [24]	4000	60290	27813	6,95	31,26	104 = 2,6	3896 = 97,4
82	Aschaffenburg, 1902 [25] . . .	524	8848	4358	8,31	33,0	5 = 0,95	519 = 99,5
83	Ihringen, 1897 [8]	506	10931	1619	3,2	12,9	116 = 22,9	390 = 77,1
84	Stückenbüttel [188]	106	2097	479	4,5	18,0	22 = 20,7	84 = 79,3
85	Döse [183]	283	5016	1587	5,6	24,03	24 = 8,4	259 = 91,6
86	Bechtheim (Hessen) [95] . . .	228	4851	893	3,9	15,6	44 = 19,3	184 = 80,7
87	Westgreußen (Thür.) [95] . .	120	2651	301	2,5	10,2	31 = 25,8	89 = 74,2
88	Klingen (Thür.), 1901 [95] . . .	243	5379	713	2,9	11,7	68 = 28,0	175 = 72,0
89	Klingen (Thür.), 1894 [95] . . .	227	4704	690	3,0	12,8	60 = 26,4	167 = 73,6
90	Rohnstedt (Thür.) [95]	23	409	135	5,8	24,8	1 = 4,5	22 = 95,5
91	Greußen (Thür.) [95]	591	12219	2241	3,8	15,5	110 = 18,6	481 = 81,4
92	Wasserthaleben [95]	99	2105	312	3,2	12,9	19 = 19,2	80 = 80,8
		54694	874166	435464	7,9 [2,62]	33,2	2480 = 4,5	52214 = 95,5 [7,57]

Tabelle 3.

Verbreitung der Zahnverderbnis bei Kindern in deutschen Städten und Dörfern.

Nr.	Ortschaft	Anzahl der untersuchten Kinder	Anzahl der		Durchschnittszahl der erkrankten Zähne	Durchschnittl. Prozentsatz der erkrankten Zähne	Anzahl und Prozentsatz der völlig gesunden Gebisse	Anzahl und Prozentsatz der Kinder mit erkrankten Zähnen
			gesunden Zähne	erkrankten Zähne				
93	Berlebeck (Lippe) [95]	141	2494	1009	7,2	28,8	5 = 3,6	136 = 96,4
94	Quohren (Sachsen) [95]	89	1653	583	6,6	26.1	4 = 4,5	85 = 95,5
95	Heiligenkirchen (Lippe) [95] . .	183	3556	1015	5,5	22,2	23 = 12,6	160 = 87,4
96	Henfenfeld (Bayern) [95] . . .	134	2399	886	6,6	26,9	11 = 8,2	123 = 91,8
97	Jechaburg (Thüringen) [95] . .	52	1099	198	3,8	15,3	11 = 21,0	41 = 79,0
98	Grumbach (Sachsen) [95] . . .	226	4174	1481	6,5	26,2	15 = 6,6	211 = 93,4
99	Possendorf (Sachsen) [95] . . .	291	5188	2123	7,3	29,0	9 = 3,1	282 = 96,9
100	Aastrup (Schleswig) [95] . . .	96	1719	687	7,1	28,5	9 = 9,4	87 = 90,6
101	Pommelsbrunn (Bayern) [95] . .	134	2232	1080	8,1	32,6	2 = 1,5	132 = 98,5
102	Uffhausen (Baden) [95]	162	3105	810	5,0	20,7	20 = 12,3	142 = 87,7

103	Krumbach-Hürben (Bayern)[95]	195	3341	1322	6,8	28,3	15 = 7,7	180 = 92,3
104	Langenargen (Württemberg)[95]	123	2070	918	7,5	30,7	5 = 4,1	118 = 95,9
105	Böhringen (Württemberg)[95] .	151	2941	820	5,4	21,8	19 = 12,6	132 = 87,3
106	Tettnang-Stadt (Württemb.)[95]	265	4196	2242	8,4	34,8	5 = 1,9	260 = 98,1
107	Kisslegg (Württemberg)[95] . .	313	5312	2351	7,5	30,7	11 = 3,5	302 = 96,5
108	Ihringen, 1901 (Baden)[95] . .	474	9380	2473	5,2	20,9	43 = 9,1	431 = 90,9
109	Tettnang-Filialdörfer(Württ.)[95]	146	2708	938	6,4	25,7	7 = 4,8	139 = 95,2
110	Bermaringen (Württemberg)[95]	111	2050	691	6,2	25,2	7 = 6,3	104 = 93,7
111	Schlangen (Lippe)[95]	378	7607	1941	5,1	20,3	35 = 9,3	343 = 90,7
112	Münsingen (Württemberg)[95] .	221	3945	1481	6,7	27,3	15 = 6,8	206 = 93,2
113	Kesselsdorf (Sachsen)[95] . .	155	2984	878	5,7	22,7	12 = 7,8	143 = 92,2
114	Wolffenweiler-Ebringen (Baden)[95]	219	4135	1160	5,3	21,9	18 = 8,2	201 = 91,8
115	Rinkerode (Westfalen)[95] . .	220	4241	1267	5,8	23,0	16 = 7,3	204 = 92,7
116	Bunde (Ostfriesland)[95] . . .	386	7646	2003	5,2	20,8	55 = 14,3	331 = 85,7
117	Leuben bei Riesa (Sachsen)[95]	310	6162	1532	4,9	19,9	51 = 16,5	259 = 85,5
118	Zainingen (Württemberg)[95] .	152	2796	1008	6,6	26,5	8 = 5,3	144 = 94,7
119	Aulendorf (Württemberg)[95] .	290	5388	1758	6,1	24,6	27 = 9,3	263 = 90,7
120	Fjelstrup (Schlesw.-Holst.)[95] .	57	1027	377	6,6	26,8	6 = 10,5	51 = 89,5
		5674	105548	35032	6,2 [1,18]	25,1	464 = 8,2	5210 = 91,8 [3,73]

Tabelle 4.

Verbreitung der Zahnverderbnis bei Kindern in deutschen Städten und Dörfern.

Nr.	Ortschaft	Anzahl der untersuchten Kinder	Anzahl der		Durchschnittszahl der erkrankten Zähne	Durchschnittl. Prozentsatz der erkrankten Zähne	Anzahl und Prozentsatz der völlig gesunden Gebisse	Anzahl und Prozentsatz der Kinder mit erkrankten Zähnen
			gesunden Zähne	erkrankten Zähne				
121	Weistropp (Sachsen) [95] . . .	213	4525	845	4,0	15,7	44 = 20,7	169 = 79,3
122	Greifenhain (Sachsen) [95] . .	228	4176	1510	6,6	26,6	20 = 8,8	208 = 91,2
123	Arnstein (Bayern) [95]	226	4455	1143	5,1	20,4	19 = 8,4	207 = 91,6
124	Deutsch-Luppa (Sachsen) [94] .	199	3799	1205	6,1	24,1	12 = 6,0	187 = 94,0
125	Gollmütz (Posen) [95]	139	2642	796	5,7	23,2	9 = 6,4	130 = 93,6
126	Brakelsiek (Lippe) [95]	144	3049	565	3,9	15,6	26 = 18,1	118 = 81,9
127	Groß-Brüchter (Thür.) [95] . .	57	1073	320	5,6	23,0	4 = 7,0	53 = 93,0
128	Oberspier (Thür.) [95]	145	3092	483	3,3	13,5	35 = 24,1	110 = 75,9
129	Kirchhörde (Westf.) [95] . . .	176	3796	598	3,4	13,6	44 = 25,0	142 = 75,0
130	Möhra (Thür.) [95]	150	2905	759	5,1	20,7	16 = 10,7	134 = 89,3

131	Nickern (Sachsen)[95]	115	2340	556	4,8	19,2	8 = 7,0	107 = 93,0
131	Laudenbach (Württ.)[95] . . .	157	3182	681	4,3	17,6	22 = 14,0	135 = 86,0
133	Holzthaleben (Thür.)[95] . . .	196	3985	811	4,1	16,9	38 = 19,4	158 = 80,6
134	Reichenberg bei Dresden (Sachs.)[95]	246	4937	1214	4,9	19,7	23 = 9,4	223 = 90,6
135	Mellingen (Thür.)[95]	186	3665	1010	5,4	21,6	18 = 9,7	168 = 90,3
136	Gomaringen (Württ.)[95] . . .	207	4035	1151	5,6	22,2	20 = 9,7	187 = 90,3
137	Westerengel (Thür.)[95] . . .	103	2204	341	3,3	13,4	18 = 17,5	85 = 82,5
138	Ertingen (Württ.)[95]	288	5796	1344	4,7	18,8	45 = 15,6	243 = 84,4
139	Pinne (Posen)[95]	79	1521	399	5,1	20,8	10 = 12,7	69 = 87,3
140	Ihringen, 1894 (Baden)[95] . .	530	11124	1575	3,0	12,4	155 = 29,2	375 = 70,8
141	Feldengel (Thür.)[95]	59	1207	225	3,8	15,7	14 = 23,7	45 = 76,3
142	Holzengel (Thür.)[95]	76	1521	362	4,8	19,2	5 = 6,6	71 = 93,4
143	Kirchengel (Thür.)[95]	59	1301	159	2,7	10,9	7 = 12,0	52 = 88,0
144	Neudorf b. Wronke (Posen)[95]	198	3774	1116	5,6	22,8	18 = 9,1	180 = 90,9
145	Meeder (Thür.)[95]	104	1947	612	5,9	23,9	9 = 8,7	95 = 81,3
146	Körner (Thür.)[95]	275	5604	1272	4,7	18,5	31 = 11,3	244 = 88,7
147	Schernberg (Thür.)[95]	215	4469	826	3,9	15,6	43 = 20,0	162 = 80,0
148	Groß-Keula (Thür.)[95] . . .	121	2433	491	4,0	16,8	21 = 17,4	100 = 82,6
		4891	98557	22369	4,6 [2,58]	18,5	734 = 15,0	4157 = 85,0 [7,96]

Tabelle 5.

Verbreitung der Zahnverderbnis bei Kindern in deutschen Städten und Dörfern.

Nr.	Ortschaft	Anzahl der untersuchten Kinder	Anzahl der		Durchschnittszahl der erkrankten Zähne	Durchschnittl. Prozentsatz der erkrankten Zähne	Anzahl und Prozentsatz der völlig gesunden Gebisse	Anzahl und Prozentsatz der Kinder mit erkrankten Zähnen
			gesunden Zähne	erkrankten Zähne				
149	Waldkirch, 1901 (Baden)[93] .	294	4481	2800	9,5	38,4	4 = 1,4	290 = 98,6
150	Waldkirch, 1894 (Baden)[95] .	518	7630	4461	8,7	36,9	4 = 0,8	514 = 99,2
151	Mehlis (Thür.)[95]	718	11239	6432	9,0	36,4	8 = 1,1	710 = 98,9
152	Jonsdorf b. Zittau (Sachs.)[93] .	262	3783	2775	10,6	42,3	1 = 0,4	261 = 99,6
153	Calmbach (Württ.)[93]	349	4911	3646	10,5	42,6	1 = 0,3	348 = 99,7
154	Baiersbronn (Württ.)[93] . . .	413	6992	3174	7,7	31,2	5 = 1,2	408 = 98,8
155	Tambach (Thür.)[85]	364	6066	2675	7,4	30,6	7 = 1,9	357 = 98,1
156	Dietbarz (Thür.)[95]	129	2125	977	7,6	31,5	6 = 4,7	123 = 95,3
157	Finsterbergen (Thür.)[95] . .	190	2921	1715	9,0	37,0	5 = 2,6	185 = 97,4
158	Zella St. Blasii, 1901 (Thür.)[93]	384	5717	3826	10,0	40,1	3 = 0,8	381 = 99,2

159	Zella St. Blasii, 1894 (Thür.) [95]	616	9339	5724	9,3	38,0	10 = 1,6	606 = 98,4
160	Rieneck (Bayern) [95]	226	4044	1626	7,2	28,7	8 = 3,5	218 = 96,5
161	Unter-Zwota (Sachsen) [95] . .	417	6574	3916	9,4	37,3	3 = 0,7	414 = 99,3
162	Reinhardtsdorf (Sachsen) [96]	228	3294	2472	10,8	42,8	3 = 1,3	225 = 98,7
163	Geising (Sachsen) [96]	217	3769	1667	7,7	30,7	6 = 2,8	211 = 97,2
164	Günthersthal und Herdern (Baden) [96]	118	1833	970	8,2	34,6	4 = 3,4	114 = 96,6
165	Cursdorf (Thür.) [95]	145	2355	1280	8,8	35,2	4 = 2,7	141 = 97,3
166	Grünbach (Sachs.) [95]	332	5212	3085	9,3	37,2	4 = 1,2	328 = 98,8
167	Steinbach-Hallenberg (Thür.) [95]	622	11248	3770	6,1	25,1	58 = 9,3	564 = 90,7
168	Krumhermersdorf (Sachs.) [95] .	430	6486	4235	9,9	39,5	0 = 0	430 = 100
169	Mulda (Sachs.) [95]	348	5544	3093	8,9	35,8	5 = 1,5	343 = 98,5
170	Neustadt (Schwarzburg) [95] . .	110	1732	975	8,9	36,0	2 = 1,8	108 = 98,2
171	Neustadt (Meiningen) [95] . . .	190	2842	1864	9,8	39,6	2 = 1,0	188 = 99,0
172	Oberried (Baden) [95]	111	1934	759	6,8	28,2	2 = 1,8	109 = 98,2
173	Sonnefeld (Thür.) [95]	202	3523	1392	6,9	28,3	12 = 6,0	190 = 94,0
174	Groß-Breitenbach (Thür.) [95] .	511	8712	3733	7,3	30,0	17 = 3,3	494 = 96,7
175	Schönbach (Sachs.) [95]	323	4896	3131	9,7	39,0	4 = 1,2	319 = 98,8
		8767	139202	76173	8,7 [1,64]	35,4	188 = 2,1	8579 = 97,9 [4,0]

Tabelle 6.

Verbreitung der Zahnverderbnis bei Kindern in deutschen Städten und Dörfern.

Nr.	Ortschaft	Anzahl der untersuchten Kinder	Anzahl der		Durchschnittszahl der erkrankten Zähne	Durchschnittl. Prozentsatz der erkrankten Zähne	Anzahl und Prozentsatz der völlig gesunden Gebisse	Anzahl und Prozentsatz der Kinder mit erkrankten Zähnen
			gesunden Zähne	erkrankten Zähne				
176	Saalhausen (Westfalen) [95] . .	101	1912	607	6,0	24,1	10 = 9,9	91 = 90,1
177	König (Hessen) [95]	312	4763	3043	9,8	38,9	5 = 1,6	307 = 98,4
178	Ruppendorf (Sachsen) [95] . .	117	1879	1034	8,9	35,5	7 = 6,0	110 = 94,0
179	Oldersum (Ost-Friesland) [95] .	177	3235	1120	6,3	25,8	16 = 9,0	161 = 91,0
180	Kötzting (Bayern) [95]	482	7935	3966	8,2	33,4	16 = 3,3	466 = 96,7
181	Kongsmark (Schleswig) [95] . .	33	634	221	6,7	25,9	0 = 0	33 = 100
182	Fördergersdorf (Sachsen) [95] .	87	1539	601	6,9	28,1	6 = 6,9	81 = 93,1
183	Adorf (Sachsen) [95]	471	7518	4131	8,8	35,5	14 = 3,0	457 = 97,0
184	Sönderby (Schleswig) [95] . . .	59	964	506	8,6	34,4	1 = 1,7	58 = 98,3

185	Adelmannsfelden (Württ.)[95] .	175	3149	1243	7,1	28,3	6 = 3,4	169 = 96,6
186	Somsdorf (Sachsen)[95] . . .	176	2979	1364	7,7	31,4	2 = 1,2	174 = 98,8
187	Welzheim (Württemberg)[95] .	281	4805	2080	7,4	30,2	9 = 3,2	272 = 96,8
188	Hintergersdorf (Sachsen)[95] .	133	2277	1036	7,8	31,3	2 = 1,5	131 = 98,5
189	Radibor (Sachsen)[95]	218	3813	1679	7,7	30,6	7 = 3,2	211 = 96,8
190	Gemünden (Bayern)[95] . . .	255	4427	1905	7,5	30,1	6 = 2,4	249 = 97,6
191	Scherrebeck (Schleswig)[95] . .	144	2305	1249	8,7	35,1	3 = 2,1	141 = 97,9
192	Schwalenberg (Lippe)[95] . . .	96	1834	585	6,1	24,2	11 = 11,5	85 = 98,5
193	Weißig (Sachsen)[95]	319	5935	2067	6,5	25,8	21 = 6,6	298 = 93,4
194	Lausa (Sachsen)[95]	478	8615	3294	6,9	27,7	29 = 6,1	449 = 93,9
195	Pfalzgrafenweiler (Württ.)[95] .	233	4031	1754	7,5	30,3	7 = 3,0	226 = 97,0
196	Grunow (Brandenburg)[95] . .	95	1574	790	8,3	33,4	2 = 2,1	93 = 97,9
197	Hermsdorf (Thüringen)[95] . .	288	4990	2234	7,8	30,9	12 = 4,2	276 = 95,8
198	Ellenberg (Württemberg)[95] .	106	1689	895	8,5	34,6	3 = 2,8	103 = 97,3
199	Plaue (Thüringen)[95]	284	5586	1512	5,4	21,3	28 = 10,0	256 = 90,0
200	Königswartha (Sachsen)[95] . .	298	5572	1911	6,4	25,5	23 = 7,7	275 = 92,3
201	Retschin (Posen)[95]	144	2480	1078	7,5	30,3	10 = 7,0	134 = 93,0
		5562	96440	41905	7,5 0,89	30,3	256 = 4,6	5306 = 95,4 2,98

Tabelle 7.

Verbreitung der Zahnverderbnis bei Volksschulkindern in deutschen Städten und Dörfern.

Nr.	Ortschaft	Anzahl der unter- suchten Kinder	Anzahl der		Durch- schnitts- zahl der er- krankten Zähne	Durch- schnittl. Prozent- satz der er- krankten Zähne	Anzahl und Prozentsatz der Kinder mit völlig gesunden Gebissen	Anzahl und Prozentsatz der Kinder mit erkrankten Zähnen
			gesunden Zähne	er- krankten Zähne				
202	Erksleben (Magdeb. Börde)[95].	240	4819	1194	4,9	19,8	31 = 13,0	209 = 87,0
203	Klein-Garz (Posen)[95] . . .	204	4211	848	4,2	16,8	42 = 20,6	162 = 79,4
204	Steigerthal (Thür.)[95]	83	1671	425	5,1	20,3	12 = 14,5	71 = 85,5
205	Uhrsleben (Magdeb. Börde)[95]	142	2904	603	4,2	17,2	24 = 17,0	118 = 83,0
206	Leimbach (Thür.)[95]	102	2188	412	4,0	15,8	9 = 8,8	93 = 91,2
207	Königsberg (Franken)[95]. . .	136	2638	625	4,6	19,1	17 = 12,5	119 = 87,5
208	Weißensee (Thür.)[95]	395	8461	1384	3,5	14,1	104 = 26,3	291 = 73,7
209	Erlangen *)	2640	47996	13981	5,3	22,5	45 = 1,7	2595 = 98,3
		3942	74888	19472	4,8 [2,73]	19,8	284 = 7,2	3658 = 92,8 [9,45]

*) Untersuchungen des Verfassers.

Tabelle 8.

Gesamtübersicht über die untersuchten Volksschulkinder der Tabellen 1—7

Tabelle	Anzahl der untersuchten Kinder	Anzahl der		Durchschnittszahl der erkrankten Zähne	Durchschnittlicher Prozentsatz der erkrankten Zähne	Anzahl und Prozentsatz der Kinder mit völlig gesunden Gebissen	Anzahl und Prozentsatz der Kinder mit erkrankten Zähnen
		gesunden Zähne	erkrankten Zähne				
1	129457	2230863	986791	7,6	30,7	4007 = 3,1	125450 = 96,9
2	54694	874166	435464	7,9	33,2	2480 = 4,5	52214 = 95,5
3	5674	105548	35032	6,2	25,1	464 = 8,2	5210 = 91,8
4	4891	98557	22369	4,6	18,5	734 = 15,0	4157 = 85,0
5	8767	139202	76173	8,7	35,4	188 = 2,1	8579 = 97,9
6	5562	96440	41905	7,5	30,3	256 = 4,6	5306 = 95,4
7	3942	74888	19472	4,8	19,8	284 = 7,2	3658 = 92,8
	212987	3619664	1617206	7,6 [1,63]	30,9	8413 = 3,95	204574 = 96,05 [5,99]

Tabelle 9.

Verbreitung der Zahnverderbnis bei Volksschulkindern in deutschen Städten und Dörfern.

Nr.	Untersuchungsort	Anzahl der untersuchten Kinder	Anzahl der erkrankten Zähne	Durchschnittszahl der erkrankten Zähne	Anzahl u. Prozentsatz der Kinder mit völlig gesunden Gebissen	Anzahl und Prozentsatz der Kinder mit erkrankten Zähnen
	Übertrag von Tab. 8	212987	1617206	7,6	8413 = 3,95	204574 = 96,05
210	Hamm [78]	1705	4398	2,6	386 = 22,6	1319 = 77,4
211	Hagen [78]	4654	24817	5,4	229 = 4,9	4425 = 95,1
212	Münster [78]	757	4605	6,1	21 = 2,8	736 = 97,2
213	Harburg [78]	245	1816	7,4	4 = 1,6	241 = 98,4
214	Leipzig [78]	1639	13201	8,0	27 = 1,6	1612 = 98,4
215	Frankfurt a. M. [78]	3083	26583	8,6	30 = 1,0	3053 = 99,0
216	Hagen (Westfalen) [60]	5000	30000	6,0	254 = 5,8	4746 = 94,92
217	Halle [17]	3942	19717	5,0	236 = 5,9	3706 = 94,1
218	Hamburg, 1893 [2]	335	2471	7,37	12 = 3,58	323 = 96,42

219	Hamburg, 1895 [B]	693	5197	7,5	10 = 1,5	683 = 98,5
220	Lingen [51]	517	2871	5,5	31 = 6,0	486 = 94,0
221	Straßburg [150]	2103	11701	5,5	160 = 7,6	1943 = 92,4
222	Mühlhausen [157]	9538	65402	6,8	41 = 0,4	9497 = 99,6
223	Darmstadt [168]	1189	7525	6,3	35 = 2,9	1154 = 97,1
224	Mühlhausen [169]	6421	44612	6,9	21 = 0,32	6400 = 99,68
225	Straßburg [96]	3000	12917	4,3	165 = 5,5	2835 = 94,5
226	Gleiwitz [181]	3183	16671	5,2	86 = 2,7	3097 = 97,3
227	Straßburg [165]	385	2122	5,5	11 = 2,86	374 = 97,14
228	Bernburg [184]	4810	38480	8,0	9 = 0,18	4801 = 99,82
229—247	19 Städte der Provinz Schleswig-Holstein, 1899 [18] (Kiel, Altona, Ratzeburg, Lauenburg, Reinfeld, Lütjenburg, Möller, Plön, Elmshorn, Oldesloe, Itzehoe, Neumünster, Flensburg, Sonderburg, Heide, Rendsburg, Schleswig, Glückstadt, Hadersleben)	19735	73817	3,7	996 = 5,0	18739 = 95,0
		285921	2026129	7,08 [1,49 *)]	11177 = 3,90	274744 = 96,10 [3,51]

*) Bei der Berechnung der Schwankungszahlen der Tabelle 9 und Tabelle 11 sind die Zahlen des jeweiligen Übertrags nicht berücksichtigt worden.

Tab. 10. Verbreitung der Zahnverderbnis bei Volksschulkindern in deutschen Städten und Dörfern.

Nr.	Untersuchungsort	Anzahl der untersuchten Kinder	Anzahl und Prozentsatz der Kinder mit völlig gesunden Gebissen	Anzahl und Prozentsatz der Kinder mit erkrankten Zähnen
	Übertrag von Tab. 9	285921	11177 = 3,90	274744 = 96,10
248	Magdeburg [69]	4670	132 = 2,84	4538 = 97,16
249	Pforzheim [37]	700	75 = 10,71	625 = 89,29
250	Rudolfstadt [70]	1066	69 = 6,5	997 = 93,5
251	Rudolfstadt [70]	977	68 = 7,0	909 = 93,0
252	Rheydt [71]	5300	232 = 4,37	5068 = 95,63
253	Berlin [49]	637	41 = 6,4	596 = 93,6
254	Freiburg, 1910—1911 [48]	3243	117 = 3,6	3126 = 96,4
255	Radeberg [47]	2275	258 = 11,3	2017 = 88,7
256	Braunschweig [46]	5693	1514 = 26,5	4179 = 73,5
257	Köln [40]	7322	173 = 2,3	7149 = 97,7
258	Myßlowitz [41]	90	1 = 0,9	89 = 99,1
259	Radebeul [188]	100	20 = 20	80 = 80
260	Seesen [142]	137	42 = 30,6	95 = 69,4
261	Seesen [142]	145	47 = 32,4	98 = 67,6
262	Seesen [142]	147	55 = 37,4	92 = 62,6
263	Magdeburg [145]	1827	524 = 28,6	1303 = 71,4
264	Erfurt [149]	7231	328 = 4,5	6903 = 95,5
265	Nürnberg [149]	9557	54 = 0,56	9503 = 99,44
266	Lahr [151]	1523	67 = 4,39	1456 = 95,61
267	Wilmersdorf [154]	733	328 = 45,0	405 = 55,0
268	Breslau [172]	7733	2818 = 36,4	4915 = 63,6
269	Neuß [183]	4589	724 = 15,7	3865 = 84,3

270	Darmstadt [167]	2644	184 = 6,9	2460 = 93,1
271	Seesen, 1909 [142]	138	26 = 18,8	112 = 81,2
272	Seesen, 1910 [142]	158	58 = 36,7	100 = 63,3
273	Karlsruhe [27]	2696	27 = 1,0	2669 = 99,0
274	Vegesack [42]	517	49 = 9,4	468 = 90,6
275	Gnesen [45]	3500	158 = 4,5	3342 = 95,5
276	Königsee [44]	628	21 = 3,3	607 = 96,7
277	Karlsruhe [27]	1394	219 = 15,7	1175 = 84,3
278	Straßburg, 1901, 1902	10661	113 = 1,06	10548 = 98,94
279	Kattowitz [80]	3697	76 = 2,05	3621 = 97,95
280	Leipzig [57]	440	1 = 0,22	439 = 99,78
281	Dresden [82]	51	1 = 1,9	50 = 98,1
282	Lauenburg ⎱ [19]	421	86 = 20,43	335 = 79,57
283	Ratzeburg ⎰			
284	Bonn [121]	987	558 = 56,5	429 = 43,5
285	Aschersleben [26]	1028	59 = 5,74	969 = 94,26
286	Bruchsal [27]	550	100 = 18,91	450 = 81,09
287	Darmstadt [29]	100	2 = 2,0	98 = 98,0
288	Gleiwitz [64]	6292	200 = 3,18	6092 = 96,82
289	Berlin [83]	300	0 = 0	300 = 100
290	Neustadt [86]	257	4 = 1,55	253 = 98,45
291	Waldkirch [84]	217	6 = 2,76	211 = 97,24
292	Villingen	1637	14 = 0,85	1623 = 99,15
293	Donaueschingen [178]	542	23 = 4,2	519 = 95,8
294	Witkowo [181]	4861	1305 = 26,8	3556 = 73,2
295	Freiburg [179]	3243	117 = 3,60	3126 = 96,40
296	Braunschweig [180]	5693	1514 = 28,9	4179 = 73,1
		404268	23785 = 5,88	380483 = 94,12 [5,99]

Tab. 11 u. 12. Verbreitung der Zahnverderbnis bei Volksschulkindern in deutschen Städten und Dörfern.

Tab. 11.   I. Ergänzungstabelle zu Tabelle 8.

| Nr. | Untersuchungsort | Anzahl der untersuchten Kinder | Anzahl der | | Durchschnittszahl der erkrankten Zähne | Durchschnittl. Prozentsatz der erkrankten Zähne |
			gesunden Zähne	erkrankten Zähne		
	Übertrag von Tab. 8	212987	3619664	1617206	7,6	30,9
297	Würzburg, 1898—1909 [11]	14672	274991	57238	3,9	17,22
298	Breslau [13]	78	1286	393	5,03	23,40
299	Sulzbach [55]	345	4477	3206	9,3	41,74
300	Hamm [61]	9000	165717	49500	5,5	23,0
		237082	4066135	1727543	7,29 [2,33]	29,81

Tab. 12.   II. Ergänzungstabelle zu Tabelle 8.

Nr.	Untersuchungsort	Anzahl der untersuchten Kinder	Anzahl der erkrankten Zähne	Durchschnittszahl der erkrankten Zähne
	Übertrag von Tab. 11.	237032	1727543	7,29
301	Holzminden [12]	1622	8722	5,25
302	Waldenburg [156]	4209	34387	8,1
303	Kottbus [161]	2000	14000	7,0
304	Berlin [171]	56	364	6,5
305	Ulm, 1908 [163]	4802	23987	4,9
306	Ulm, 1909 [174]	5009	24199	4,8
		254780	1833202	7,19 [1,63]

Verbreitung der Zahnverderbnis bei Kindern höherer Schulen
Tab. 13.   in deutschen Städten und Dörfern.

| Nr. | Untersuchungsort | Anzahl der untersuchten Kinder | Anzahl der | | Durchschnittszahl der erkrankten Zähne | Durchschnittl. Prozentsatz der erkrankten Zähne | Anzahl und Prozentsatz der Kinder mit völlig gesunden Gebissen | Anzahl und Prozentsatz der Kinder mit erkrankten Zähnen |
			gesunden Zähne	erkrankten Zähne				
307	Freiburg i. B. [78], höh. Schulen . .	2248	42764	15978	7,1	27,2	54 = 2,4	2194 = 97,6
308	Lahr [151], Gymnas. .	186	—	—	—	—	26 = 13,97	160 = 86,03
309	Lahr [151], Realsch. .	147	—	—	—	—	18 = 12,2	129 = 87,8
310	Lahr [151], Töchtersch.	148	—	—	—	—	13 = 8,7	135 = 91.3
311	Freiburg i. B. [36], Gymnasium . .	546	—	—	—	—	16 = 2,0	530 = 91,3
312	Freiburg i. B. [66], Bürgerschule . .	493	—	—	—	—	8 = 1,6	485 = 98,4
313	Freiburg i. B. [66], Töchterschule .	205	—	—	—	—	9 = 4,39	196 = 95,61
314	Berlin [1], Töchterschule	407	6509	2923	7.18	30,99	3 = 0,74	404 = 99,26
		4380	—	—	—	—	147 = 3,4	4233 = 96,6

Tab. 14. Verbreitung der Zahnverbnis bei Kindern unter 6 Jahren.

Nr.	Untersuchungsort	Anzahl der untersuchten Kinder	gesunden Zähne	erkrankten Zähne	Durchschnittszahl	Durchschnittl. Prozentsatz	Anzahl und Prozentsatz mit gesunden Gebissen	Anzahl und Prozentsatz mit erkrankten Zähnen
315	Straßburg [150] . . .	2269	—	9427	4,1	—	362 = 15,95	1907 = 84,05

Tab. 15.   Ungenaue und zweifelhafte Ergebnisse.

Nr.	Untersuchungsort	Anzahl der untersuchten Kinder	gesunden Zähne	erkrankten Zähne	Durchschnittszahl	Durchschnittl. Prozentsatz	Anzahl und Prozentsatz mit gesunden Gebissen	Anzahl und Prozentsatz mit erkrankten Zähnen
316	Lünen [140]	674	—	—	—	45,5	—	—
317	Freiburg [159] . . .	936	—	—	—	—	—	95 = 99
318	Hanau [155]	491	—	—	—	—	297 = 60,5	194 — 39,5
319	Duisburg, 1902—1907 [173] . .	50000	—	—	—	—	—	92 = 95
320	Düsseldorf [127] . .	1200	—	—	—	26,3	—	—
321	Chemnitz [45] . . .	—	—	—	—	—	—	4182 haben ungenüg. Gebisse
322	Straßburg, 1904, 1905 . . .	4372	—	—	—	—	—	—
323	Straßburg, 1906, 1907 - . .	8535	—	—	—	—	—	—
324	Straßburg, 1907, 1908 . . .	—	—	—	—	—	—	—
325	Kronberg i. T. [158] .	400	—	—	—	40	—	—
		66608	—	—	—	—	—	—

Tab. 16. Gesamtzahl der in Deutschland untersuchten Kinder.

Tabelle	Anzahl
1—10	404 268
11	24 095
12	17 698
13	4 380
14	2 269
15	66 608
	519 318

Gesellschaft für öffentliche Gesundheitspflege ein Komitee gebildet, dessen spezielle Aufgabe darin besteht, statistische Aufzeichnungen zu machen. Aus Österreich-Ungarn wird ebenfalls über die Kariesfrequenz in Schule und Heer berichtet. In Dänemark stellt Westergaard eine Statistik auf über die Zahnverhältnisse der Kopenhagener Kinder.

In Brüssel besteht eine der Mellin-Stiftung ähnliche Institution, in der statistische Aufzeichnungen gemacht werden. In Antwerpen finden gleichfalls regelmäßige Untersuchungen statt.

Aus Italien laufen nur spärliche Nachrichten ein. Aus Frankreich liegen gar keine Zahlen vor. Röse bemühte sich vergebens, hier Untersuchungen veranstalten zu dürfen. Im übrigen wiesen schon 1887 Pillette und Dubois sowie Godon (185, 186) auf die Notwendigkeit einer geordneten Zahnpflege, besonders beim Militär, hin. In Rouen, Nivot und Nervon gibt es regelrechte Untersuchung und kostenlose Behandlung.

Gelegentlich wird auch über Untersuchungen bei halb- oder nicht zivilisierten Völkern berichtet. Diese Beobachtungen erheischen erhöhtes Interesse. Sie sind aber noch zu wenig umfangreich, als daß man daraus Schlüsse ziehen könnte, aus denen sich der Einfluß der Kultur auf das menschliche Gebiß ermessen ließe.

Die Tabellen sind keine Urtabellen, sondern aus dem Urmaterial abgeleitete Elementartabellen. Die Ausbeutung des beobachteten Materials erfolgt also in partiell-dezentralisiertem Verfahren. Dieses Verfahren hat in unserem speziellem Falle — im Gegensatz zu den allgemein geltenden Grundsätzen — viele Nachteile, besonders gegenüber der absoluten Zentralisation, die seinerzeit von der Zentralstelle für Zahnhygiene in Dresden eingeführt war. Der einzelne untersuchende Zahnarzt ist nicht genügend statistisch vorgebildet, um in allen Fällen eine — sei es auch auf das Mindestmaß beschränkte — Ausbeutung des Urmaterials vorzunehmen. Es muß deshalb im Interesse der zahnärztlichen Wissenschaft gefordert werden, daß wieder ein zentralisiertes Verfahren zu seinem guten Rechte kommt; mit anderen Worten, es muß wieder ein Apparat geschaffen werden, der die Ausbeutung des Urmaterials übernimmt. Ein gewisser Ansatz nach dieser Richtung hin ist zu verzeichnen, indem das deutsche Z a h n ä r z t e h a u s eine Zentralstelle errichten will.

Eine vollständige Ausbeutung des Materials würde auch auf erhebliche Schwierigkeiten stoßen, weil bei der ursprünglichen Feststellung des Planes der Beobachtung nur einem Teil der Beobachtungsorgane der Plan einer einheitlichen Ausbeutung des Urmaterials klar vor Augen schwebte. Es muß aber ein solcher in den Grundzügen „bei Entwerfung des Beobachtungsplanes deshalb feststehen, weil die Ausgestaltung der Beobachtung von dem Maß und der Art dessen, was das Ausbeutungsformular enthalten soll, mit abhängig ist" (Mayr).

Aus diesem Mißstand erklärt sich die mehrfach wechselnde Gestalt der Tabellen. Vor allem führen die in Tabelle 15 angeführten Untersuchungen das Bedürfnis nach einer Zentralisation deutlich vor Augen, mit Ausnahme der Zahlen von Straßburg. Sie sind nur deswegen in dieser Tabelle aufgeführt, weil ich die bei diesen Untersuchungen zutage geförderten Ergebnisse in der Literatur nicht finden konnte. Herr Professor J e s s e n war so liebenswürdig, mir auf meine Bitte hin verschiedene Jahresberichte der Schulzahnklinik zu schicken, aber auch diese enthielten nicht das Gesuchte. Die Zahl von Hanau schien mir doch zu zweifelhaft, um sie in eine der Haupttabellen aufzunehmen. Ich vermute, daß ein Druckfehler vorliegt.

Wenn wir nun die zahlenmäßigen Ergebnisse der in diesen Tabellen wiedergegebenen Untersuchungen an deutschen Volksschulkindern einer genaueren Besprechung würdigen wollen, so ist zunächst — als das am meisten in die Augen springende Ergebnis — die Zahl und der Prozentsatz der von Karies heimgesuchten Kinder zu nennen. Von den 404268 hier in Betracht kommenden Kindern (Tabelle 10) weisen 380483 = 94,12 $^0/_0$ kariöse Zähne auf. Um nun die Grenzen kennen zu lernen, innerhalb deren sich die im arithmetischen Mittel nivellierten Größen bewegen, sei das Maximum (Nr. 289) mit 100,0 und das Minimum (Nr. 284) mit 43,5 angeführt. Der Durchschnitt dieser beiden Zahlen ist 72. Er gibt weitere Aufklärung über die Kurve, aus deren Verlauf das arithmetische Mittel entstanden gedacht werden muß. Aber auch diese Zahl vermag nach M a y r „ein konzentriertes Gesamtbild des Maßes der Schwankungen in den einzelnen Gliedern der Reihe nicht zu geben." Dieses liefert uns erst der dem arithmetischen Mittel als Exponent zugefügte Wert, die sogenannte Oszillations- oder Schwankungszahl; sie ist „der Ausdruck der durchschnittlichen Abweichung der einzelnen Glieder einer Reihe von deren Gesamtdurchschnitt."

Diese Schwankungszahl 5,99 muß als eine außerordentlich hohe angesehen werden, deren Bedeutung uns erst recht klar wird, wenn wir bedenken, daß sie ebenfalls die Schwankungszahl darstellt für den durchschnittlichen Prozentsatz der Kinder mit völlig gesunden Gebissen, den sie um 0,11 überragt. Der Durchschnitt von Maximum und Minimum, sowie die Schwankungszahl warnen uns, den arithmetischen Ausdruck als wirklichen Näherungswert der Verbreitung der Karies anzusehen. Da nun ohne Zweifel das Maximum und das Minimum Extreme seltener Art darstellen, wäre man leicht versucht, ein arithmetisches Mittel zu berechnen mit Außerachtlassung der beiden Extreme. Diese Rechnungsart, die vielfach in der Verwaltung angewandt wird, hat aber ihre schweren Bedenken. Zum ersten kommt das Maximum nicht nur einmal vor, zum anderen würde es bei den verbleibenden Restgliedern der Reihe durch Einrücken der Zahl 99,97 ersetzt werden, die sich in ihrer Höhe wenig von dem ursprünglichen Maximum unterscheiden würde.

Wenn wir nun bedenken, daß die Kinder alle in der Zeit des Zahnwechsels stehen, und daß die Milchzähne in größerem Umfange erkranken als die bleibenden Zähne, so verliert dadurch die erschreckend hohe Zahl der karieskranken Kinder wohl ein weiteres Stück ihrer Bedeutung. Aber es ist grundfalsch so weit zu gehen wie z. B. der Arzt Dr. C. Wimmenauer (57), der sagt, „daß man es bei der Schuljugend doch mit der Zeit des normalen[1]) Zahnwechsels zu tun hat und deshalb eigentlich jedes Gebiß nicht nur einen, sondern mehrere kranke[1]) Zähne haben muß". Man sollte meinen, daß einem Arzte doch Lehrbücher genug zur Verfügung stünden, in denen er sich über die Physiologie des Zahnwechsels orientieren könnte.

Von größter Bedeutung ist nun die Durchschnittszahl der erkrankten Zähne. Von ihr hängt es ab, ob man von einer eigentlichen Krankheit des Gebisses reden kann. Eine Krankheit des Zahnes liegt eo ipso in jedem einzelnen Falle vor. Aber das Gebiß, als Organ, kann durch die Krankheit eines einzigen oder gar auch mehrerer Zähne in seiner Funktion ganz unberührt bleiben. Es fragt sich, wann wir berechtigt sind von einer Krankheit des Gebisses zu reden. Wieviele Zähne müssen kariös sein, um die nor-

---

[1]) Im Original nicht gesperrt.

— 41 —

male Funktion des Gebisses zu vermindern oder auszuschalten?
Diese Frage läßt sich theoretisch nicht in allgemein gültiger Form
beantworten. Dieser Verlegenheit werden wir enthoben, wenn wir
aus Tabelle 12 ersehen, daß die 254780 untersuchten Kinder im
Durchschnitt 7,19 kariöse Zähne haben. Es dürfte wohl nicht be-
anstandet werden, wenn man bei dieser hohen Krankheitszahl von
einer Krankheit des Gebisses spricht. Das Maximum der Reihe ist
10,9, das Minimum 2,5; der rechnerische Durchschnitt durch diese
beiden Zahlen ist 6,7. Die Oszillationszahl beläuft sich auf 1,63.
Man kann demnach wohl das arithmetische Mittel als einen treffenden
Ausdruck der durchschnittlichen Höhe der Kariesfrequenz im kindlichen Gebiß bezeichnen.

Leider fehlen exakte Feststellungen über das Krankheitsverhältnis des Milchgebisses zum bleibenden. Vielleicht tragen
folgende Berechnungen etwas zur Klärung dieser Frage bei. Röse
(78) hat folgende Verhältniszahlen für das bleibende und das Milchgebiß berechnet.

Tab. 17.   A. Knaben, B. Mädchen.

Zahl der untersuchten Kinder	Durchschnittszahl der Milchzähne		Prozentsatz der kranken Milchzähne	Durchschnittszahl der bleibenden Zähne		Prozentsatz der erkrankten bleibenden Zähne	Durchschnittszahl aller Zähne		Prozentsatz aller erkrankten Zähne
	gesund	krank		gesund	krank		gesund	krank	
A. 74 247	4,6	5,0	52,2	12,3	2,9	19,1	16,9	7,9	31,9
B. 74 635	3,8	4,4	53,7	13,4	3,4	20,0	17,2	7,8	31,1
	4,2	4,7	52,95	12,85	3,15	19,55	19,05	7,85	31,5

Von Röse stammen nur die Zahlen der Reihe A und B. Ich
bin mir wohl bewußt, daß die Berechnung des Durchschnittes nicht
einwandfrei ist, weil er aus den Verhältniszahlen berechnet ist. Da
aber die absoluten Zahlen nicht angegeben sind und Röse seine
Durchschnittswerte aus diesen berechnet hat, so wird die Fehlerquelle
ohne große Bedeutung sein, und die Resultate werden der Wahrheit
immerhin ziemlich nahe kommen. Es verhalten sich demnach die
erkrankten Milchzähne zu den erkrankten bleibenden wie 4,70 : 3,15
= 1,49 : 1 = 3 : 2. Bezeichnen wir jetzt die Durchschnittszahl der
erkrankten Milchzähne mit m, die der bleibenden mit b, so ist

$$m + b = 7{,}19$$
$$m : b = 3 : 2$$
$$3b = 2m$$
$$^5/_3\, m = 7{,}19$$
$$m = 4{,}314$$
$$b = 2{,}876.$$

Es würden demnach im Durchschnitt 4 kariöse Zähne auf das Milchgebiß und 3 auf das bleibende Gebiß entfallen.

Weiter wäre es nun interessant, für das kindliche Gebiß Berechnungen derart anzustellen, wie sie im Kapitel III für das bleibende Gebiß ausgeführt sind. Leider aber fehlt es hier an jeglichen Beobachtungen. Ein elementarer Unterschied wird aber kaum bestehen. Es sei mir deshalb gestattet, die in Kapitel III zutage geförderten Ergebnisse vorweg zu nehmen und sie auf das Wechselgebiß zu übertragen. Es würden sich dann in bezug auf die Häufigkeit ihrer Erkrankung die Kauzähne zu den Frontzähnen verhalten wie 4 : 1. Bezeichnen wir die Kauzähne mit k, die Frontzähne mit f, so ist.

$$k + f = 7{,}19$$
$$k : f = 4 : 1$$
$$5f = 7{,}19$$
$$f = 1{,}438$$
$$k = 5{,}652$$

Es würden demnach im Durchschnitt erkrankt sein 6 Kauzähne und 1 Frontzahn. Im ganzen verfügt das Kind durchschnittlich über 12 Kauzähne. Diese Zahlen reden eine deutliche Sprache, die um so lauter an unser Ohr dringt, als es doch letzten Endes die Kauzähne sind, welche über das Gebiß in dem einen oder anderen Sinne bestimmen.

Anmerkung: Die Resultate der Untersuchungen an Erwachsenen in Deutschland sowie an Kindern und Erwachsenen im Ausland sind in den Tabellen des Anhangs zusammengefaßt.

II. Kapitel. Karies und Geschlecht.

Die Frage, ob die Kariesfrequenz beim weiblichen Geschlecht eine andere sei als beim männlichen, hat schon viele Beantwortungen in dem einen oder anderen Sinne erfahren. Vielfach findet man die Ansicht verbreitet, daß das weibliche Geschlecht mehr von dieser Krankheit heimgesucht werde als das männliche und man glaubt, das Verhältnis, worin die Erkrankungshäufigkeit der Mädchen zu der der Knaben steht, ausdrücken zu können durch die Proportion

3 : 2. Röse widerspricht dieser allgemeinen Anschauung und tritt für Gleichheit der Karieshäufigkeit bei beiden Geschlechtern ein.

Ich habe — wie aus den Tabellen ersichtlich ist — die Frage in zwei Unterfragen zerlegt und zwar 1. Ist die Zahl der karieskranken Knaben und Mädchen im Alter von 6—14 Jahren gleich? 2. Weisen die karieserkrankten Knaben mehr kariöse Zähne auf als die Mädchen oder umgekehrt, oder haben beide ebenviele kariöse Zähne? Die erste Frage ist dahin zu beantworten, daß die Karies in gleicher Weise Knaben und Mädchen heimsucht und daß die Zahl der kariesfreien Kinder bei beiden Geschlechtern die gleiche ist (Tab. 1 u. 2). Die Frage 2. muß ebenfalls in diesem Sinne beantwortet werden, denn Tabelle 5 zeigt, daß die Knaben durchschnittlich 7,25 und die Mädchen 7,20 kariöse Zähne aufweisen. Wenn man den minimalen Unterschied von 0,05 berücksichtigen will, so findet man leicht eine Erklärung darin, daß die Mädchen ihre Zähne eifriger pflegen als

Tab. 1.   Die Verbreitung der Karies bei Knaben.

Nr.	Ort	Zahl der untersuchten Knaben	Zahl und Prozentsatz der kariesfreien Gebisse	Zahl und Prozentsatz der Knaben mit schlechten Zähnen
1	Straßburg [24]	2000	62 = 3,1	1938 = 96,9
2	Ulm [10]	2141	33 = 1,5	2108 = 98,5
3	Halle [17]	1456	108 = 7,4	1348 = 92,6
4	Schleswig-Holstein [18] .	10580	836 = 7,9	9744 = 92,1
5	Hamar [86]	347	30 = 8,6	317 = 91,4
6	Kopenhagen [72] [68] . . .	4767	401 = 8,42	4366 = 91,58
7	Würzburg [28]	1645	307 = 18,7	1338 = 81,3
8	Hannover [14]	212	22 = 10,4	190 = 89,6
9	Elberfeld [6]	2046	98 = 4,8	1948 = 95,20
10	Witten [7]	486	18 = 3,8	468 = 96,2
11	Halberstadt [66]	966	48 = 5,0	918 = 95,0
12	Hamburg [3]	331	3 = 0,9	328 = 99,1
13	Hamburg [2] . . . , . .	200	5 = 2,5	195 = 97,5
14	Kaiserslautern [4] . . .	2319	20 = 0,863	2299 = 99,137
15	Rudolfstadt [70]	1066	69 = 6,5	997 = 93,5
16	Stockholm [80]	711	22 = 3,09	689 — 96,91
17	Zürich [78]	975	26 = 2,7	949 = 97,3
18	Holzminden [12]	850	50 = 6,0	800 = 94,0
		33098	2158 = 6,5	30940 = 93,5

Tab. 2.   Die Verbreitung der Karies bei Mädchen.

Nr.	Ort	Zahl der untersucht. Mädchen	Zahl und Prozentsatz der kariesfreien Gebisse	Zahl und Prozentsatz der Mädchen mit schlechten Zähnen	Differenz
1	Straßburg [24] . . .	2000	42 = 2,1	1958 = 97,9	— 1,0
2	Ulm [10]	2570	35 = 1,3	2535 = 98,7	— 0,2
3	Halle [17]	2486	128 = 5,1	2358 = 94,9	— 2,3
4	Schleswig-Holstein [18]	9145	777 = 8,5	8368 = 91,5	+ 0,6
5	Hamar [36]	313	31 = 9,2	282 = 90,8	+ 0,6
6	Kopenhagen [72] . . .	4807	335 = 6,98	4472 = 93,12	— 1,44
7	Würzburg [28] . . .	1702	262 = 15,4	1440 = 84,6	— 3,3
8	Hannover [14] , . .	162	10 = 6,7	152 = 93,3	— 3,7
9	Elberfeld [6] . . .	1941	99 = 5,2	1842 = 94,8	+ 0,4
10	Witten [7]	530	30 = 5,7	500 = 94,3	+ 1,9
11	Halberstadt [66] . . .	1019	183 = 18,0	836 = 82,0	+ 13,1
12	Hamburg [8]	362	7 = 2,0	355 = 98,0	+ 1,1
13	Hamburg [2]	135	7 = 5,0	128 — 95,0	+ 2,5
14	Kaiserslautern [4] . .	2127	32 = 1,5	2095 = 98,5	+ 0,637
15	Rudolfstadt [70] . . .	977	68 = 7,0	909 = 93,0	+ 0,50
16	Stockholm [80] . . .	789	18 = 2,41	770 = 97,59	— 0,68
17	Zürich [76]	956	33 = 3,45	923 = 96,55	+ 0,75
18	Holzminden [12] . . .	678	12 = 1,75	666 = 98,25	— 4,25
		32699	2110 = 6,5	30589 = 93,5	

die Knaben, auf welche Tatsache im letzten Kapitel noch eingegangen werden soll.

Wenn wir nun das Wechselgebiß der Kinder zerlegen in das Milch- und bleibende Gebiß, so stoßen wir dabei auf sehr interessante Tatsachen. Aus Tabelle 3 ersehen wir nämlich, daß die Knaben durchschnittlich 4,76 kariöse Milchzähne haben, welcher Zahl ein Prozentsatz von 49,8 entspricht; die Mädchen dagegen weisen eine Durchschnittszahl von 4,24 und einen Prozentsatz von 51,1 auf. Obwohl also die Durchschnittszahl geringer ist, wächst der Prozentsatz. Wir müssen demnach folgern, daß die Mädchen weniger Milchzähne besitzen als die Knaben. Vergleichen wir dieselben Zahlen der Tabelle 4, so finden wir, daß die Gleichung

$$2,7 : 18,3 = 3,2 : 19,5$$

falsch ist. Der Wert auf der rechten Seite ist zu groß. Ergo haben die Mädchen mehr bleibende Zähne als die Knaben.

Diese Erscheinung läßt sich unschwer erklären. Die Mädchen, die in ihrer ganzen Entwicklung den Knaben etwas voraus sind, bekommen auch früher die bleibenden Zähne als die Knaben. Berten (205) und Röse (206) haben genaue Untersuchungen statistischer Art vorgenommen und dabei gefunden, daß der Zahnwechsel beim weiblichen Geschlecht durchnittlich $4\frac{1}{2}$ Monate (nach Röse) früher eintritt als beim männlichen. Was ist unter diesen Umständen natürlicher, als daß die Mädchen bessere Milchzähne und mehr

Tab. 3. Die Verbreitung der Karies bei Knaben und Mädchen.

Ort	Zahl der Knaben	Zahl der Milchzähne		Prozentsatz der kranken Milchzähne	Zahl der Mädchen	Zahl der Milchzähne		Prozentsatz der kranken Milchzähne
		ge-sund	krank			ge-sund	krank	
Deutsche Städte und Dörfer [78] .	74247	341536	371235	52,2	74635	283613	328394	53,7
Ulm [10]	2141	10695	12010	52,8	2570	10294	13785	57,2
Würzburg [11] . .	7497	53050	21126	28,5	7175	46310	19573	29,7
Hannover [14] . .	212	1237	429	25,0	162	633	319	31,0
Halle [17] . . .	1456	4789	3107	40,4	2486	12484	7093	36,2
	85553	401307	407943	49,8	87028	353384	369164	51,1

Jeder Knabe hat im Durchschnitt 4,76   jedes Mädchen 4,24 kranke Milchzähne

Tab. 4.

Ort	Zahl der Knaben	Zahl der bleibenden Zähne		Prozentsatz der kranken bleibenden Zähne	Zahl der Mädchen	Zahl der bleibenden Zähne		Prozentsatz der kranken bleibenden Zähne
		ge-sund	krank			ge-sund	krank	
Deutsche Städfe und Dörfer [78] .	74247	913238	215316	19,1	74635	1000109	253759	20,0
Ulm [10]	2141	23308	6915	22,9	2570	30407	9160	23,1
Würzburg [11] . .	7497	90241	8478	8,6	7175	85390	8025	8,6
Hannover [14] . .	212	2824	361	11,3	162	1416	479	25,2
	84097	1029511	231070	18,3	84542	1117322	271423	19,5

Jeder Knabe hat durchschnittlich 2,7   jedes Mädchen 3,2 kranke bleibende Zähne

Tab. 5.

Ort	Zahl der Knaben	Zahl sämtlicher Zähne		Prozentsatz aller kranken Zähne	Zahl der Mädchen	Zahl sämtlicher Zähne		Prozentsatz aller kranken Zähne
		gesund	krank			gesund	krank	
Deutsche Städte Dörfer [78] . .	74247	1254774	586551	31,9	74635	1283722	582153	31,1
Ulm [10]	2141	33904	18924	35,8	2570	40701	22945	36,0
Würzburg [11] . .	7497	143291	29640	17,1	7175	131700	27598	17,3
Hannover [14] . .	212	4055	790	16,0	162	2057	840	29,0
Straßburg [24] . .	2000	30690	13885	31,1	2000	29600	14205	32,4
Holzminden [12] .	850	14883	4171	21,9	678	13074	3085	19,1
Würzburg [99] . .	5646	106379	23079	18,6	6116	113059	27212	19,4
Elberfeld [6] . .	2046	35684	10760	23,2	1941	34917	9699	27,7
Witten [7] . . .	486	9833	2413	21,4	530	9663	2896	23,2
	95125	1633493	690213	29,7	95807	1658493	690633	29,4

Jeder Knabe hat im Durchschnitt 7,25   jedes Mädchen 7,20 kranke Zähne.

schlechte bleibende Zähne haben als die Knaben! Diese Gegensätze gieichen sich aber gegenseitig aus, so daß, wenn wir alle Zähne des Gebisses zum Gegenstand unserer Beobachtung machen, eine Gleichheit in der Krankheitszahl zu konstatieren ist.

In den einzelnen Untersuchungsgebieten wird natürlich dieses Gesetz vielen Schwankungen unterworfen sein und nicht immer mit einleuchtender Deutlichkeit hervortreten. Die Ursachen solcher Abweichungen werden aber immer äußerlicher Natur sein, und es wird Aufgabe des untersuchenden Zahnarztes sein, ihnen auf den Grund zu gehen. Als ein Beispiel dieser Art möchte ich meine Heimatstadt Stolberg i. Rhld. anführen: Zu meiner Zeit bestand dort eine Töchterschule und ein Progymnasium ohne Vorschule. Die besser situierten Bürger schickten ihre Mädchen von vornherein in die Töchterschule, während die Knaben erst mit 10 Jahren Aufnahme in das Gymnasium fanden. Man wird annehmen dürfen, daß die Töchterschülerinnen im großen und ganzen eine bessere Konstitution aufweisen als die Volksschulmädchen und daß infolgedessen, um vom Ganzen auf den Teil zu abstrahieren, auch die Zähne besser sein werden. Diese Tatsache tritt ja deutlich bei den Zahlen für Freiburg und Lahr (Kap. I) zutage. Dadurch also, daß die bestbezahnten Mädchen der Volksschule entzogen werden, kann wohl ein unverhältnismäßig hohes Steigen des Prozentsatzes kariöser Zähne bei den Mädchen der Volksschulen bedingt sein.

III. Kapitel. Die Verbreitung der Karies auf die beiden Kiefer und die verschiedenen Zahnsorten.

Im vorhergehenden Kapitel konnte bereits festgestellt werden, daß der Prozentsatz der von Karies befallenen Zähne im Milchgebiß ein anderer ist als im bleibenden. Im folgenden soll nun untersucht werden, in welchem Krankheitsverhältnis die Zähne des Oberkiefers zu denen des Unterkiefers stehen, und in welchem Maße die einzelnen Zahnsorten von der Karies befallen werden. Es bestehen solche Erhebungen leider nur für das bleibende Gebiß.

Für die einzelnen Zahnsorten werden diese Abkürzungen angewandt werden:

I = Incisivi = Schneidezähne,
C = Canini = Eckzähne,
P = Praemolares = Backenzähne (kleine Mahlzähne),
M = Molares = (große) Mahlzähne.

Der Index gibt an, um welchen Zahn der betreffenden Art es sich handelt und in welchem Kiefer er sich befindet. Also $^2M^2$ sind die beiden oberen zweiten Mahlzähne (rechts und links).

Über die Erhebungen dieser Art gibt nebenstehende Tabelle 1 Auskunft. Die Autoren haben berechnet, wie viel kariöse Zähne auf die einzelnen Spezies fallen, wenn die Gesamtsumme der kariösen Zähne gleich 1000 ist. Bei denjenigen, welche diese Berechnungsart nicht gewählt hatten, habe ich dieselbe ausgeführt, damit die Ergebnisse in den Rahmen der Schablone hineinpassen. Nun sind die einzelnen Forscher ganz verschiedene Wege gegangen, um ihre Resultate zu gewinnen. Die meisten haben ihre Untersuchungen im Munde der einzelnen Individuen gemacht. Müller (201) hat seine Ergebnisse hergeleitet von extrahierten kariösen Zähnen, Scheff (101) und Zimmermann (103) von gefüllten und extrahierten, Parreidt (100) ebenso. Auf welche Weise Linderer (101) und Magitôt (104) zu ihren Resultaten kamen, konnte ich in der mir zur Verfügung stehenden Literatur nicht finden.

Anfangs hatte ich viele Bedenken, diese auf so verschiedene Art gewonnenen Resultate zu einer vergleichenden Statistik aufzustellen, zumal auch das Alter der Untersuchten ein stark verschiedenes ist, und diese außerdem teilweise solchen Berufen angehören, die eine von der Norm abweichende Verteilung der Karies auf die einzelnen Zahnsorten bedingen.

Tabelle 1. Die Verbreitung der Karies auf

Von 1000 kariösen Zähnen entfallen		Linderer [101]	Röse [108]	Port [31]		Scheff [101]	Kunert [84]	Müller [201]
im	auf die			20-jährige	30-jährige			
Oberkiefer	$^1I^1$	26	40	46	19	110	75	45
	$^2I^2$	32	38	39	24	95	73	75
	$^1C^1$	18	17	13	17	63	59	50
	$^1P^1$	53	65	71	64	87	75	100
	$^2P^2$	66	73	59	71	80	64	86
	$^1M^1$	174	178	152	127	104	97	116
	$^2M^2$	111	112	120	98	72	78	69
	$^3M^3$	47	9	11	96	36	54	36
Unterkiefer	$_1I_1$	9	2	1	2	15	18	9
	$_2I_2$	6	2	1	1	17	23	16
	$_1C_1$	3	3	2	3	22	31	18
	$_1P_1$	49	23	15	16	41	45	40
	$_2P_2$	60	54	45	42	50	53	67
	$_1M_1$	180	202	186	141	95	101	145
	$_2M_2$	121	166	199	142	82	92	92
	$_3M_3$	45	16	40	137	31	55	36
		1000	1000	1000	1000	1000	993	1000

Das Alter ist bei den einzelnen Reihen sowohl als auch innerhalb dieser (bei den einzelnen Individuen eines bestimmten Forschers) nicht gleichmäßig. Da aber die Untersuchten alle erwachsen sind und die Kariesfrequenz hier nicht mehr so großen Schwankungen unterworfen ist wie in der Jugend, so wird auch dieser Umstand das Endergebnis um so weniger trüben können, als es ausgeschlossen ist, daß durch den Einfluß der Zeit ein Verschieben des Frequenzzeigers zugunsten der einen und zuungunsten der andern Zahnsorte sich einstellt.

Was schließlich die genannten Berufe angeht, so sind die Untersuchten Kunerts hiermit gemeint, welche sämtlich Bäcker, Konditoren, Zuckerwaren Schokoladenarbeiter usw. waren. Da aber diese Berufsangehörigen immerhin einen nennenswerten Prozentsatz der erwachsenen Bevölkerung darstellen, so liegt für ihre Ausschaltung kaum ein Grund vor, wenn die Frage der Verteilung der Karies auf die einzelnen Zahnsorten noch nicht restlos gelöst ist. Und daß dies der Fall ist, zeigt uns ein Blick in die Tabelle 1. Eine die einzelnen Kiefer und Zahnsorten.

Magitôt		Parreidt[100]	Zimmermann[103]	Loos[70]	Bruck[13]		Summe	
i. J. 1867	i. J. 1881				i. J. 1901	i. J. 1902		
61	84	10	114	40	77	76	823	
74	97	19	100	39	71	71	847	
44	56	13	58	18	45	48	509	
94	80	43	82	63	63	61	1001	7725
81	70	46	73	64	64	61	958	
154	125	158	133	140	88	92	1838	
69	70	80	72	133	69	70	1223	
22	31	33	36	60	23	22	526	
3	1	6	11	3	14	14	108	
3	2	5	14	3	19	16	128	
7	13	7	18	2	21	20	170	
37	28	24	34	18	50	52	472	6289
50	35	36	43	36	67	75	713	
181	158	277	109	150	152	146	2223	
104	118	178	87	155	137	136	1809	
14	34	65	36	76	40	41	666	
998	1002	1000	1020	1000	1000	1001	14014	

(Summe gesamt: 14014)

Übereinstimmung ist in keinem Falle zu konstatieren. Um daher
ein einigermaßen verläßliches Bild von der Verteilung der Karies
auf die einzelnen Zahnsorten zu erhalten, habe ich in der letzten
Reihe das „Gesetz der großen Zahlen" zur Sprache kommen lassen.
In einer weiteren Tabelle 2 sind dieselben Ergebnisse aufgezeichnet,
nur daß der Übersichtlichkeit halber die Zähne, dem Prozentsatz
der Karies entsprechend, geordnet sind.

Wir sehen also zunächst aus diesen Tabellen, daß der Oberkiefer
mehr unter der Karies zu leiden hat als der Unterkiefer. Es liegt
dies daran, daß zwar im Unterkiefer die Backen- und Mahlzähne
ein höheres Erkrankungsverhältnis aufweisen (71,79 : 93,54 oder ungefähr 3 : 4), daß aber die Frontzähne (Schneide- und Eckzähne) im
Unterkiefer bedeutend widerstandsfähiger sind als im Oberkiefer.
In bezug auf die Kariesfrequenz der Frontzähne verhält sich der
Ober- zum Unterkiefer wie 28,20 : 6,45 oder ungefähr wie 4 : 1.
Diese letzten Zahlen beeinflussen aber im entscheidenden Sinne das
gegenseitige Krankheitsverhältnis der Kiefer so sehr, daß sich in

4*

Tabelle 2.

Die Verbreitung der Karies auf die einzelnen Zahnsorten.

Linderer	Port	Port	Scheff	Kunert	Röse	Magitôt	Magitôt	Parreidt	Zimmermann	Loos	Bruck	Bruck	Müller	Summe
$_1M_1$	$_2M_2$	$_2M_2$	$^1I^1$	$_1M_1$	$_1M_1$	$_1M_1$	$_1M_1$	$_1M_1$	$^1M^1$	$_2M_2$	$_1M_1$	$_1M_1$	$_1M_1$	$_1M_1$
$^1M^1$	$_1M_1$	$_1M_1$	$^1M^1$	$^1M^1$	$^1M^1$	$^1M^1$	$^1M^1$	$_2M_2$	$^1I^1$	$_1M_1$	$_2M_2$	$_2M_2$	$^1M^1$	$^1M^1$
$_2M_2$	$^1M^1$	$_3M_3$	$^2I^2$	$_2M_2$	$_2M_2$	$_2M_2$	$_2M_2$	$^1M^1$	$_1M_1$	$^1M^1$	$^1M^1$	$^1M^1$	$^1P^1$	$_2M_2$
$^2M^2$	$^2M^2$	$^1M^1$	$_1M_1$	$^2M^2$	$^2M^2$	$^1P^1$	$^2I^2$	$^2M^2$	$^2I^2$	$^2M^2$	$^1I^1$	$^1I^1$	$_2M_2$	$^2M^2$
$^2P^2$	$^1P^1$	$^2M^2$	$^1P^1$	$^1I^1$	$^2P^2$	$^2P^2$	$^1I^1$	$_3M_3$	$_2M_2$	$_3M_3$	$^2I^2$	$_2P_2$	$^2P^2$	$^1P^1$
$_2P_2$	$^2P^2$	$^3M^3$	$_2M_2$	$^1P^1$	$^1P^1$	$^2I^2$	$^1P^1$	$^2P^2$	$^1P^1$	$^2P^2$	$_2M_2$	$^2I^2$	$^2I^2$	$^2P^2$
$^1P^1$	$^1I^1$	$^2P^2$	$^2P^2$	$^2I^2$	$_2P_2$	$^2M^2$	$^2P^2$	$^1P^1$	$^2P^2$	$^1P^1$	$_2P_2$	$^2M^2$	$^2M^2$	$^2I^2$
$_1P_1$	$_2P_2$	$^1P^1$	$^2M^2$	$^2P^2$	$^1I^1$	$^1I^1$	$^2M^2$	$_2P_2$	$^2M^2$	$^3M^3$	$^2P^2$	$^2P^2$	$_2P_2$	$^1I^1$
$^3M^3$	$_3M_3$	$_2P_2$	$^1C^1$	$^1C^1$	$^2I^2$	$_2P_2$	$^1C^1$	$^3M^3$	$^1C^1$	$^1I^1$	$^1P^1$	$^1P^1$	$^1C^1$	$_2P_2$
$_3M_3$	$^2I^2$	$^2I^2$	$_2P_2$	$_3M_3$	$_1P_1$	$^1C^1$	$_2P_2$	$_1P_1$	$_2P_2$	$^2I^2$	$_1P_1$	$_1P_1$	$^1I^1$	$_3M_3$
$^2I^2$	$_1P_1$	$^1I^1$	$_1P_1$	$^3M^3$	$^1C^1$	$_1P_1$	$_3M_3$	$^2I^2$	$_3M_3$	$_2P_2$	$^1C^1$	$^1C^1$	$_1P_1$	$^3M^3$
$^1I^1$	$^1C^1$	$^1C^1$	$_3M_3$	$_1C_1$	$_3M_3$	$^3M^3$	$^3M^3$	$^1C^1$	$^3M^3$	$_1P_1$	$_3M_3$	$_3M_3$	$_3M_3$	$^1C^1$
$^1C^1$	$^3M^3$	$_1P_1$	$_3M_3$	$_1P_1$	$^3M^3$	$_3M_3$	$_1P_1$	$^1I^1$	$_1P_1$	$^1C^1$	$^3M^3$	$^3M^3$	$^3M^3$	$_1P_1$
$_1I_1$	$_1C_1$	$_1C_1$	$_1C_1$	$_1C_1$	$_1C_1$	$_1C_1$	$_1C_1$	$_1C_1$	$_1C_1$	$_1I_1$	$_1C_1$	$_1C_1$	$_1C_1$	$_1C_1$
$_2I_2$	$_1I_1$	$_1I_1$	$_2I_2$	$_2I_2$	$_2I_2$	$_2I_2$	$_2I_2$	$_1I_1$	$_2I_2$	$_2I_2$	$_2I_2$	$_2I_2$	$_2I_2$	$_2I_2$
$_1C_1$	$_2I_2$	$_2I_2$	$_1I_1$	$_1I_1$	$_1I_1$	$_1I_1$	$_1I_1$	$_2I_2$	$_1I_1$	$_1C_1$	$_1I_1$	$_1I_1$	$_1I_1$	$_1I_1$

bezug auf die Kariesfrequenz der Ober- zum Unterkiefer verhält wie 6,9 : 5,6 mit anderen Worten ausgedrückt: Von 1000 kariösen Zähnen entfallen 552 auf den Oberkiefer und 448 auf den Unterkiefer; auf die Backen- und Mahlzähne entfallen im Oberkiefer 396, im Unterkiefer 420, auf die Frontzähne im Oberkiefer 155, im Unterkiefer 29. Es stimmen diese Zahlen sehr wohl mit den Beobachtungen eines jeden Zahnarztes überein. Ihre Erklärung bietet wenig Schwierigkeiten. Die unteren Frontzähne sind stets von frischem, unzersetzten Speichel umspült, da ja in ihrer unmittelbaren Nähe der Ausführungsgang der sublingualen Speicheldrüsen mündet. Er schwemmt alle Schädlichkeiten hinweg und wenn er nicht genügt, so hilft die Zunge nach, welche ja sehr oft die inneren Flächen der unteren Frontzähne mit ihrer Spitze bestreicht. Schließlich setzt sich — wohl bei einem sehr hohen Prozentsatz aller Menschen — gerade an den unteren Frontzähnen gerne Zahnstein an. Es ist dies in der Hauptsache aus dem Speichel ausgefällter Kalk. Wenn dieser Zahnstein nun auch viele üblen Folgen nach sich zieht, so schützt er doch erfahrungsgemäß die Zähne vor Karies.

An zweiter Stelle folgen die Frontzähne im Oberkiefer. Sie entbehren der Schutzmittel, die vorher genannt wurden und fallen daher in größerer Zahl der Karies zum Opfer.

An III. Stelle kommen die Backen- und Mahlzähne des Oberkiefers. Sie haben wieder ein bedeutendes Schutzmittel in Form des Ausführungsganges der Ohrspeicheldrüse. Sie weisen aber trotzdem einen höheren Prozentsatz auf, weil sie in stetem Kontakt mit den entsprechenden Zähnen des Unterkiefers stehen und diese die allerschlechtesten Zähne des gesamten Gebisses sind. Ferner ist zu bedenken, daß der erste Mahlzahn, wie in dem Kapitel Karies in den verschiedenen Altersstufen des näheren ausgeführt werden soll, dem schädigenden Einflusse des kranken Milchgebisses so lange Zeit schutzlos preisgegeben ist. Zudem zeigt der III. Mahlzahn eine sehr hinfällige Konstitution. Es ist dies daraus zu erklären, daß dieser Zahn einer fortschreitenden Degeneration anheimgefallen ist, auf Grund deren schon heute bei manchen Individuen eine Anlage des Keimes gar nicht mehr erfolgt.

Daß die Mahlzähne im Unterkiefer mehr unter der Karies zu leiden haben, erklärt sich einmal daraus, daß sie des erhöhten Speichelschutzes entbehren, zum andern vielleicht daraus, daß die Schädlichkeiten — dem Gesetze der Schwere folgend — im Mundhöhlenboden stagnieren können. Wenn wir schließlich noch genauer zwischen Backen- und Mahlzähnen (Prämolaren und Molaren) unterscheiden wollen, so sehen wir, daß die Prämolaren im Unterkiefer nicht so häufig erkranken. Der günstige Einfluß des Speichels siegt also über die Ansteckungsgefahr, die von den Molaren her droht.

Im Oberkiefer ist sein Einfluß nur gering, weil der Speichel infolge der Schwerkraft nach dem Verlassen des Ausführungsganges zum Mundhöhlenboden sinkt. Es überwiegt also hier die Gefahr einer ungünstigen Beeinflussung von seiten der Frontzähne. Sehr typisch in diesem Sinne ist, daß oben tatsächlich der I., unten der II. Prämolar einen höheren Prozentsatz aufweist.

Wenn wir jetzt noch auf das Erkrankungsverhältnis der einzelnen Zähne näher eingehen wollen, so sehen wir zunächst, daß der erste Mahlzahn im Unterkiefer die größte Disposition zur Karies zeigt. Bei den 14 Rubriken rangiert er 9mal an erster Stelle. Port und Loos finden den II. unteren Mahlzahn häufiger erkrankt. Es spricht dies ja für die Vermutung Bertens, daß der II. Molar häufiger erkranke als der I., wenn beide unter gleich günstigen resp. ungünstigen Verhältnissen stünden, d. h. wenn der I. Mahlzahn unversehrt die Zeit bis zum vollendeten Durchbruch des II. Mahlzahnes sich erhält. Dadurch wäre dann erwiesen, daß der II. Mahlzahn eine schwächere Konstitution besitzt als der I. Diese Theorie klingt aber sehr unwahrscheinlich. Selbst wenn Port nachweist, daß in Gebissen, die keine extrahierten und nur wenige kariöse Zähne aufweisen, der II. Mahlzahn häufiger erkrankt ist als der I., so ist einmal die Anzahl der Untersuchten (91) zu gering, um hieraus allgemeine Schlußfolgerungen abzuleiten, andererseits aber dürfen wir hier wohl — in Anbetracht der großen Übereinstimmung in den Ergebnissen der anderen Forscher — dem Zufall eine gewisse Rolle zusprechen. Die beiden anderen Ausnahmen sind von Scheff und von Zimmermann festgestellt. Erklärung für diese vermag ich nicht zu geben.

Auf den I. Molar im Unterkiefer folgt der korrespondierende im Oberkiefer. Er verdankt die geringere Kariesfrequenz dem schon erwähnten Ausführungsgang der Ohrspeicheldrüse.

Daß sich in den einzelnen Rubriken die Übergänge von einem Zahne zum anderen nicht ganz scharf abzeichnen ist klar, jedoch herrschen in den vier ersten wagerechten Rubriken die $_1M_1$, $^1M^1$, $_2M_2$, $^2M^2$ ganz überwiegend vor. In den neun folgenden Reihen herrscht ein ziemliches Durcheinander, aus dem man sich am besten an Hand der Zahlen herausfindet. Die drei letzten Reihen sind dann wieder ausnahmslos von den $_1C_1$, $_1I_1$, $_2I_2$ mit Beschlag belegt.

Am meisten erkranken also die beiden ersten Molaren (unten und oben), es folgen die II. Molaren (unten und oben), weiter die oberen Prämolaren und Schneidezähne, dann der untere II. Prämolar, die Weisheitszähne (unten, dann oben), der obere Eckzahn, der untere I. Prämolar, die unteren Frontzähne.

Es haben sich nun weiter viele Zahnärzte speziell mit dem 6 - Jahr - Molaren (I. Mahlzahn) befaßt, und teilweise sehr interessante Details aufgedeckt.

Der Stadtarztassistent in Zürich (202) berichtet, daß er bei seinen Untersuchungen von 6998 I. Molaren 3452 erkrankt fand, d. s. 49,3 %. Über ähnliche Resultate berichtet Kühns (14).

Von weitgehendstem Interesse ist es natürlich, festzustellen, in in welchem Alter schon der I. Molar angegriffen wird. Hierüber erfahren wir näheres aus den Tabellen Fenchels (3), die leider dadurch an Wert verlieren, daß die Beobachtungsobjekte in bezug auf ihre Zahl bis zu 380 % differieren.

Zahl der Kinder	Alter	Vorhandene VI.	Kariös	%
		Knaben:		
68	6—9	272	176	64,7
92	10—12	368	312	84,57
26	13—14	104	81	77,0
		Mädchen:		
27	6—9	108	61	56,5
59	10—12	236	184	78,0
16	13—14	62	50	80,0

Also bis zu 84% der ersten Molaren wurden schon in kindlichem Alter bei den Untersuchten Fenchels von der Karies befallen. Dieses Resultat ist um so mehr zu bedauern, als der erste Molar der wichtigste Zahn des ganzen Gebisses ist, nach Röse der Mahlzahn $\varkappa\alpha\tau'$ $\dot{\epsilon}\xi o\chi\tilde{\eta}\nu$.

Es wurde schon erwähnt, daß diejenigen I. Molaren, welche die Zeit des Zahnwechsels glücklich überstehen, nicht in höherem Maße der Karies zum Opfer fallen als andere Zähne. Mit anderen Worten: in späterem Alter wird sich die Zunahme der Karisfrequenz des I. Molaren in mäßigeren Bahnen bewegen, als zur Zeit des Zahnwechsels. Bei den uns schon bekannten Untersuchungen Bertens (23) stellte sich als Prozentsatz für den I. Molaren heraus bei Kindern im Alter von

$$
\begin{array}{llll}
6\text{—}8 & \text{Jahren} & \ldots & 19\% \\
8\text{—}10 & \text{„} & \ldots & 44\% \\
10\text{—}13\tfrac{1}{2} & \text{„} & \ldots & 49\%
\end{array}
$$

Berten folgert daraus, daß die Zunahme in den Jahren des Zahnwechsels (2 Jahre) 25%, nach vollendetem Wechsel in $3\tfrac{1}{2}$ Jahren nur 5% beträgt. Diese Folgerung ist unlogisch aus Gründen, die in dem Kapitel „Karies und Alter" angeführt werden sollen.

Nach Röse verhält sich das Erkrankungsverhältnis des ersten Molaren zum zweiten wie 190 : 139.

Nach dem Gesamtergebnis der von mir zusammengestellten Tabelle ist das Verhältnis 58 : 43. Es entspricht also ziemlich dem von Röse angegebenen.

Ähnliche Verhältniszahlen lassen sich nach Belieben aus der Haupttabelle für andere Zahngruppen berechnen.

IV. Kapitel. Die Verbreitung der Karies in einzelnen
Altersstufen.

Da der Mensch in verschiedenen Lebensaltern eine verschieden
große Anzahl von Zähnen besitzt, so ist es wohl erklärlich, daß
auch die Kariesfrequenz gewissen Schwankungen unterworfen ist.
Das Schwanken der Zahl der Zähne ist bedingt durch den Zahnwechsel und die verschiedenen Durchbruchszeiten der einzelnen
Zahnsorten. Nachfolgende Tabelle möge über diese Verhältnisse
Aufklärung geben.

Tab. 1.

Durchbruchszeit der Milchzähne	Bezeichnung des Zahnes	Durchbruchszeit der bleibenden Zähne
6.— 8. Monat	Mittlere Schneidezähne	8. Jahr
8.—12. „	Seitliche „	9. „
15.—20. „	Eckzähne	10. „
12.—16. „	I. Backenzähne	9.—13. „
20.—30. „	II. „	10.—14. „
	I. Mahlzähne	6. „
	II. „	12. „
	III. „	18.—40. „

Wir haben demnach vier Zeitabschnitte zu unterscheiden, in
denen sich bei jedem Menschen eine Meistzahl von Zähnen einstellt.
Nennen wir diese Zeitabschnitte — mit Rücksicht auf eine später
zu zeichnende Kurve — Tiefpunkte, so liegen diese in folgenden
Lebensjahren:

I. Tiefpunkt (Horizontalpunkt): 3. Lebensjahr (20 Milchzähne).

II. Tiefpunkt: 6. Lebensjahr. Es sind vorhanden einmal die
20 Milchzähne; außerdem aber treten die vier ersten Mahlzähne
hinzu und zwar ohne einen Milchzahn zu verdrängen. Sie reihen
sich an die Milchzähne an, so daß das sechsjährige Kind über 24 Zähne
verfügt.

III. Tiefpunkt: 12. Lebensjahr. Hinter den ersten Mahlzähnen
stellen sich die zweiten ein. Das Kind hat jetzt 28 Zähne.

IV. Tiefpunkt: 17.—40. Lebensjahr. Eine genauere Zeitangabe
läßt sich hier nicht machen, da — innerhalb der physiologischen
Grenzen — eine Differenz von 10 und mehr Jahren bestehen kann.
In der Regel ist das Gebiß nicht vollständig vor dem 18. Lebensjahr, während der Weisheitszahn noch im Alter von 28—40 Jahren

Die Verbreitung der Karies in den verschiedenen Lebensjahren.

Tab. 2.

Alter	Zahl der untersuchten Kinder	Durchschnittszahl der erkrankten Milchzähne	Prozentsatz der erkrankten Milchzähne	Durchschnittszahl der erkrankten bleibenden Zähne	Prozentsatz der erkrankten bleibenden Zähne	Durchschnittszah aller erkrankten Zähne	Prozentsatz aller erkrankten Zähne
Knaben = 74 247.							
6 Jahre	6158	7,9	41,9	0,7	19,8	8,6	38,2
7 „	10358	7,8	46,8	1,5	21,6	9,3	39,3
8 „	10151	7,5	54,0	2,1	20,9	9,6	40,0
9 „	9635	6,4	56,5	2,5	19,7	8,9	36,8
10 „	9633	5,0	58,1	2,9	18,4	7,9	32,4
11 „	8706	3,4	59,9	3,4	17,6	6,8	27,2
12 „	8422	2,0	63,7	4,0	17,5	6,0	22,9
13 „	7761	1,0	66,7	4,8	18,9	5,8	21,6
14 „	3423	0,6	74,0	5,7	21,5	6,3	23,0
Mädchen = 74 635.							
6 Jahre	5945	7,6	41,6	0,9	19,0	8,5	37,2
7 „	9649	7,7	48,8	1,7	21,4	9,4	39,6
8 „	9477	7,2	55,6	2,3	21,0	9,5	39,6
9 „	9537	5,9	58,6	2,9	20,2	8,8	36,2
10 „	9857	4,2	61,1	3,3	18,5	7,5	30,6
11 „	9485	2,6	65,0	3,9	18,3	6,5	25,5
12 „	9198	1,3	68,2	4,8	19,5	6,1	23,2
13 „	8241	0,7	71,0	5,5	21,0	6,2	22,7
14 „	3246	0,4	75,6	6,4	23,6	6,8	24,6

erscheinen kann. Wenn wir uns nun vor Augen halten, daß in
diesen Tiefpunkten — mit Ausnahme des ersten — das Gebiß
jedesmal um vier neue, anfangs natürlich ganz gesunde Zähne ver-
mehrt wird, so ist es klar, daß in diesen Jahren der Prozentsatz
aller erkrankten Zähne sinken muß. Wenn wir uns zunächst die
Röseschen Tabellen (78) ansehen, so mögen sie wohl auf den ersten
Blick verwirren. Greifen wir z. B. die sechsjährigen und vierzehnjährigen Knaben heraus. Erstere weisen an erkrankten Milch- und
bleibenden Zähnen auf 41,9 und 19,8%; letztere 74,0 und 21,5%.
Dabei lauten die Durchschnittszahlen bei den sechsjährigen 7,9 und
0,7; bei den vierzehnjährigen 0,6 und 5,7. Dieser scheinbare Wider-
spruch erklärt sich sofort, wenn wir uns daran erinnern, daß im

Die Verbreitung der Karies in den verschiedenen Lebensjahren nach Voerkel und Weber.

Tab. 3.   Elberfeld.

Alter	Zahl der untersuchten Knaben	Prozentsatz der kariösen Zähne	Zahl der untersuchten Mädchen	Prozentsatz der kariösen Zähne
6 Jahre	155	22,8	171	23
7 „	262	28,3	243	26,3
8 „	255	31,2	275	29,6
9 „	256	28,1	217	26,3
10 „	255	24,2	240	25,6
11 „	226	21,2	254	17,6
12 „	238	17	286	14,8
13 „	231	14,5	200	14,7
14 „	150	15,4	49	15,6

Witten.

Alter	Zahl der untersuchten Knaben	Prozentsatz der kariösen Zähne	Zahl der untersuchten Mädchen	Prozentsatz der kariösen Zähne
6 Jahre	70	23,2	61	26,6
7 „	64	26	52	28,5
8 „	65	24,8	69	26,4
9 „	60	21,4	56	25,6
10 „	61	21,6	64	23
11 „	52	19,4	115	20,5
12 „	71	16,2	48	16,8
13 „	43	13,9	61	20,4

Alter von 6 Jahren erst vier bleibende Zähne im Gebiß vorhanden
sind, während im 14. Lebensjahr fast immer alle Milchzähne ver-
schwunden sind. Die als Prozentsatz für alle erkrankten Zähne an-
gegebene Zahl dürfte nicht weiter befremden; sie ist berechnet aus
der Zahl aller erkrankten Zähne und der Gesamtsumme der vorhandenen Zähne. Wir sehen also, daß die Durchschnittszahl der
erkrankten Milchzähne vom 6. resp. 7. Lebensjahr ab mit zunehmendem
Alter geringer wird, während der Prozentsatz steigt. Das teilweise
Umgekehrte zeigt sich bei den bleibenden Zähnen; die Durchschnittszahl wird immer größer, während der Prozentsatz gesetzmäßigen
Schwankungen unterworfen ist. Wenn wir schließlich die Durchschnittszahlen und den Prozentsatz aller erkrankten Zähne uns vor
Augen führen, so ergibt sich folgendes: Die absolute Zahl und der
Prozentsatz der kariösen Zähne steigt vom 6. bis 7. resp. 8. Lebens-

jahr; von da ab sinken beide bis zum 12. resp. 13. Lebensjahr, um dann bis zum 14. wieder zu steigen.

Wenn wir zum Vergleich die von Voerkel und Weber (6) aufgestellten Tabellen (3) heranziehen, so finden wir eine nicht zu verkennende Übereinstimmung. Vor allem möchte ich betonen, daß auch hier vom 13. zum 14. Lebensjahr der Prozentsatz wächst. Dieses Wachsen des Prozentsatzes der kariösen Zähne nach dem 13. Lebensjahr ist wahrscheinlich nicht beendet mit dem 14. Jahr. Wenn wir nämlich die Resultate Fenchels ansehen, so finden wir, daß auch hier vom 12. Jahr bis zum 15. ein stetes Größerwerden der Durchschnittszahl vorhanden ist. Nach Fenchel (2 . 3) hat nämlich jedes Kind im Durchschnitt

im 7. Jahre 7,6 kariöse Zähne
„ 8. „ 9 „ „
„ 9. „ 8,5 „ „
„ 10. „ 6,3 „ „
„ 11. „ 6,4 „ „
„ 12. „ 6,3 „ „
„ 13. „ 6,9 „ „
„ 15. „ 7,7 „ „

Die Zeit von 6—14 Jahren ist die einzige, von der wir genau über das Fallen und Steigen der Kariesfrequenz unterrichtet sind. Wir können die hier gefundenen Resultate ohne weiteres verallgemeinern, denn wenn drei gewissenhafte Forscher an einem Kindermaterial von über 150000 Köpfen, das nach keiner Richtung hin eine Auslese darstellt, zu genau demselben Ergebnis kommen, so bürgt dies für die Gesetzmäßigkeit der beobachteten Erscheinung.

Wie die Verhältnisse im Milchgebiß liegen, wissen wir nicht. Jessen (150) hat zwar 2269 3—6jährige Kinder untersucht, aber er hat sie nicht in einzelne Jahrgänge geschieden. Trotzdem sind die Resultate der Erwähnung wert. Wenn wir da sehen, daß von diesen 2269 kleinen Kindern nur 362 kariesfreie Gebisse, und daß 172 über 10 kariöse Zähne im Munde haben, so läßt uns dies ahnen, welche Verwüstung die Karies auch schon in zartester Jugend anrichtet.

Über das Alter von mehr als 15 Jahren liegen keine brauchbaren statistischen Aufzeichnungen vor. Einzelne Versuche dieser Art seien hier erwähnt, da sie nicht uninteressant sind und des Lehrreichen genug bieten. Um die Zunahme der Karies in diesen Jahren zu beweisen, hat Röse in Dresden Schulkinder und 20jährige Heerespflichtige untersucht. Die 47208 untersuchten Kinder hatten im Durchschnitt 7,5 kariöse Zähne, was einem Prozentsatz von 30,1 entspricht. Bei den 2545 Heerespflichtigen lauten die bezüglichen Zahlen 9,3 und 31,7. Wenn wir also annehmen (diese Annahme findet sich bei Röse nicht), daß diese Heerespflichtigen im Alter von 14 Jahren ebenfalls 6,3 kariöse Zähne im Durchschnitt hatten, wozu aber nicht der geringste Grund vorhanden ist, so haben wir in Dresden vom 14. bis zum 20. Lebensjahr mit einer jährlichen Zunahme der kariösen Zähne um 0,6 zu rechnen. Was aber außerdem den Wert der Tabelle sehr verringert, ist die Tatsache, daß die Zahl der Beobachtungsobjekte, die nicht einer Untersuchungsreihe angehören, doch zu verschieden ist.

Weitere Versuche stammen von R ö s e (85) und von P o r t (84), und zwar gehen sie darauf hinaus, das Fortschreiten der Karies vom 20.—22. Lebensjahr zu beweisen. P o r t hat bei seinen Soldatenuntersuchungen — sie erstrecken sich auf 858 Mann — in München die Mannschaften nach dem Alter getrennt und dabei folgendes gefunden:

Tabelle 4.

	Kariös	Extrahiert	Summe
20jährige	4,89	2,73	7,63
21 „	4,73	2,97	7,70
22 „	5,47	4,40	9,88

In Prozenten ausgedrückt:

20jährige haben 25,4 % erkrankte Zähne,
21   „   „   25,7 %   „   „
22   „   „   32,9 %   „   „

R ö s e (85) stellt demgegenüber seine Resultate, die das Ergebnis einer Untersuchung von 5610 Mann darstellen. Nach ihm haben

20jährige 21,5 % erkrankte Zähne
21   „   23,4 %   „   „
22   „   23,7 %   „   „

R ö s e resumiert:

„Da nun aber die 21- und 22jährigen Musterungspflichtigen nicht die gesamte männliche Bevölkerung der betreffenden Jahresklasse darstellen, so sind obige Zahlen nicht als allgemein gültige zu betrachten. In Wahrheit dürfte die durchschnittliche Zunahme der Zahnkaries innerhalb eines Jahres nur etwa 0,3 % betragen, ein Verhältnis, wie es zwischen den 20- und 21jährigen Soldaten von Port und zwischen meinen 21- und 22jährigen Musterungspflichtigen tatsächlich besteht. Die auffällige Zunahme der Karies bei den 22jährigen Soldaten Ports erklärt sich wohl daraus, daß unter denselben viele schlecht bezahnte Individuen sich befinden, die wegen allgemeiner Körperschwäche ein- oder zweimal zurückgestellt und schließlich doch eben für tauglich befunden wurden. Derselbe Grund ist maßgebend für die auffällige Zunahme der Karies zwischen 20- und 21 jährigen Musterungspflichtigen."

Demnach hält Röse es für wahrscheinlich, daß in Bayern die jährliche Zunahme an Karies im Alter von 20—22 Jahren schätzungsweise 0,3 oder $^1/_{10}$ Zahn beträgt. Diese „Wahrscheinlichkeitsrechnung" ist aber doch zu unzuverlässig, als daß man ihr irgend einen Anspruch auf Wissenschaftlichkeit lassen könnte. Von unzweifelhaftem Werte wären solche Untersuchungen, wenn sie dieselben Leute betreffen in verschiedenen Altersstufen. Da haben wir meines Wissens nur eine Untersuchung von Röse (78), der drei Kompagnien des 103. Infanterie-Regiments in Bautzen zweimal untersuchte (natürlich nur dieselben Leute). Zum erstenmal im November 1901 zum zweitenmal im Januar 1903. In dieser Zwischenzeit war eine Verschlechterung um 1,2 % eingetreten. Diese Untersuchungen stehen aber zu vereinzelt da, um aus ihnen irgend welche Schlüsse für die Allgemeinheit ziehen zu können.

Sehr interessant ist eine Tabelle aus Röses Arbeit „Zahnverderbnis und Militärtauglichkeit" (143). Sie sei gekürzt hier wiedergegeben.

Tabelle 5.

Alter	Zahl	Tauglichkeits-angabe	D	%
20 jährige Musterungs-	965	Tauglich	6,8	22,8
pflichtige	451	Nicht tauglich	7,3	24,6
I. Jahrgang	1001	§ 8 1a	7,6	25,9
21- u. 22 jährige Musterungs-	960	Tauglich	7,5	24,9
pflichtige	540	Nicht tauglich	8,7	29,2
II. u. III. Jahrgang	935	§ 8 1a	9,3	39,1
20 jährige	1001	§ 8 1a	7,6	25,3
21 „ § 8 1a	647	§ 8 1a	8,9	29,8
22 „	288	§ 8 1a u. 3	10,2	33,9

Wir sehen zunächst, daß die 21- und 22 jährigen Tauglichen ein plus von 2,1 % gegenüber den 20 jährigen Tauglichen aufzuweisen haben. Noch größer ist die Differenz bei den Nichttauglichen, nämlich 4,6 %, während der Unterschied zwischen den entsprechenden wegen § 8. 1. a (allgemeine Körperschwäche) zurückgestellten Leuten der am meisten in die Augen springende ist, nämlich 5,2 %. Wollte man diese Zahlen zu Vergleichszwecken benutzen (was Röse auch ferne liegt), so würden diese schon deswegen ein ganz falsches Bild des Fortschreitens der Karies geben, weil die untersuchten 21- und 22jährigen Musterungspflichtigen eine Auslese darstellen und zwar im minderwertigen Sinne und deswegen nicht in Parallele gestellt werden dürfen mit den 20jährigen.

In der letzten Rubrik der Tabelle 5 sind alle wegen § 8. 1. a zurückgestellten nochmals zusammengeschrieben. Von Jahr zu Jahr steigt der Prozentsatz um 4.

Um es nochmals zu betonen: Wir haben es hier, wie Röse ausdrücklich hervorhebt, mit Ausleseerscheinungen zu tun, die einen Schluß auf das Steigen der Kariesfrequenz in den 20er Jahren in keiner Weise zulassen. Solche allgemeine Schlußfolgerungen zu ziehen, könnte man versucht sein bei den Gruppen der Nichttauglichen und wegen § 8. 1. a Zurückgestellten, während bei den Tauglichen dies die Erwägung verbietet, daß 21- und 22jährige Taugliche im allgemeinen in ihrem Gesundheitszustande etwas hinter den 20jährigen zurückstehen werden, daß sie mithin — vom Ganzen auf den Teil zu schließen — auch etwas schlechtere Zähne aufweisen werden.

Die Tatsache der Auslese wäre meiner Ansicht nach für die Zulassung allgemeiner Schlußfolgerungen ein nicht so schwer wiegendes Hindernis, als vielmehr der Umstand, daß die zu Vergleichszwecken aufgestellten Gruppen nicht identische Beobachtungsobjekte enthalten. Und diese Forderung der Identität des Beobachtungsmaterials muß kategorisch aufgestellt werden, wenn der Einfluß der Zeit auf das Fortschreiten der Karies bestimmt werden soll[1]). Außerdem müssen die zu Untersuchenden — schon längere Zeit vor Beginn der Untersuchung — zum mindesten in ähnlichen Lebensverhältnissen sich befunden haben und noch befinden.

Port (31) hat nun weiter 321 30jährige Landwehrleute untersucht. Zum Vergleich zieht er seine eigenen Forschungen früherer Jahre herbei und stellt diese Tabelle auf:

Tab. 6.

Alter	Kariös	Extrahiert	Summe
20jährige	4,89	2,73	7,63
21 „	4,73	2,97	7,70
22 „	5,47	4,46	9,88
Durchschnitt.	4,95	3,09	8,04
30jährige	3,13	5,70	8,83

[1]) Bei Kindern erübrigt sich diese Forderung, da hier das Schwanken der Kariesfrequenz vornehmlich durch den physiologischen Prozeß des Zahnwechsels bedingt ist.

Rechnen wir die extrahierten Zähne zu den kranken, so haben wir in den 10 Jahren eine Zunahme von 0,8 kariösen Zähnen zu verzeichnen. Wir setzen natürlich voraus, daß die 30jährigen vor 10 Jahren ebenfalls im Durchschnitt 8,04 kranke Zähne hatten. Dabei dürfen wir aber nicht vergessen, daß diese Voraussetzung eigentlich unstatthaft ist. Pro Jahr ergäbe dies also eine Zunahme von 0,08 oder $^1/_{12}$ Zahn. So folgert Port. Ob das aber richtig ist, dürfte zweifelhaft sein; denn womit will Port beweisen, daß die Zunahme lediglich eine Folge des Alters sei. Können z. B., um nur eins zu erwähnen, die 30jährigen Leute nicht aus einer kalkärmeren Gegend stammen als die 20jährigen? Es fehlt eben auch hier die Identität des beobachteten Materials.

Wie weit wir nun über das Sinken und Steigen der Kariesfrequenz im menschlichen Gebiß unterrichtet sind, zeigt diese Kurve.

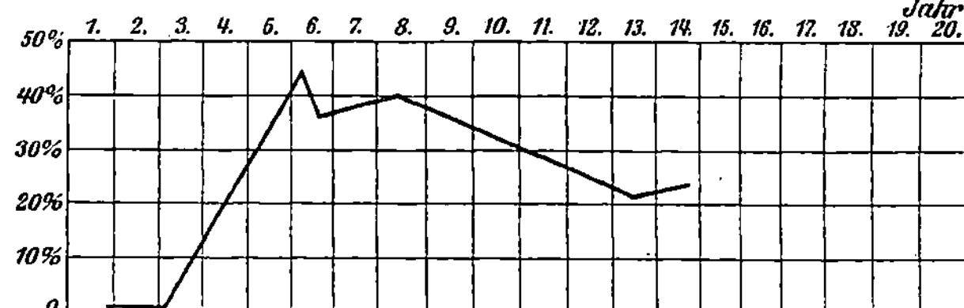

Mit Worten: Bis zum Alter von 3 Jahren ist das Kind in der Regel wohl frei von Karies (Horizontalpunkt). Dann aber stellt sich die Zahnfäule ein und verwüstet das Milchgebiß. Nach den Röseschen Tabellen, welche der Kurve zugrunde liegen, ist der Prozentsatz der kariösen Milchzähne vor dem Erscheinen des ersten Mahlzahnes gleich 41,0. Kommen jetzt die 4 gesunden ersten Mahlzähne hinzu, so fällt der Prozentsatz und zwar ganz plötzlich (2. Tiefpunkt). Bis zum 8. Lebensjahr kann jetzt die Karies Fortschritte machen. Es können noch mehr Milchzähne ihr zum Opfer fallen; außerdem werden in sehr vielen Fällen auch schon die ersten Mahlzähne in dieser Zeit angegriffen. Die Kurve geht also langsam aber stetig in die Höhe. Vom 8.—12. Lebensjahr vollzieht sich nun in der Hauptsache der Zahnwechsel. Die kranken Milchzähne fallen aus, und an ihre Stelle treten anfangs gesunde bleibende Zähne. Die Folge davon ist, daß die Kurve vom 8.—12. resp. 13. Lebensjahr sinkt. Der dritte Tiefpunkt ist hier nicht so markant ausgeprägt, weil eben das Eintreffen der zweiten Mahlzähne zeitlich zusammenfällt mit dem Wechsel anderer Zähne. Nach dem 12. resp. 13. Lebensjahr steigt die Kurve wieder. Wie lange diese Steigung anhält, welche Höhe sie erreicht, wann der letzte Tiefpunkt sich einstellt, ob dann die Kurve wieder steigt, oder ob sie in der Horizontalen verläuft, das alles sind Fragen, die ihrer Lösung noch harren und die alle jene Zahnärzte Lügen strafen, die da sagen, statistische Untersuchungen hätten sich überlebt.

Zum Schlusse sei betont daß unsere Jugend sich also gerade zur Zeit des Schuleintritts und beim Verlassen der Schule in einer Periode zunehmender Zahnfäule befindet.

V. Kapitel. Karies und Gesundheitszustand.

Wenn auch die Karies ein lokales Leiden ist, so machen sich ihre Folgen doch nicht allein an den Zähnen und in ihrer nächsten Umgebung bemerkbar, sondern auch im ganzen Organismus.

Es sollen vor allem die Folgeerscheinungen besprochen werden, mit denen sich Forscher in statistischem Sinne befaßt haben.

Es sei zunächst kurz vermerkt, daß die Karies zu Entzündungen und Eiterungen des Zahnmarkes sowohl, als auch der die Zahnwurzel bekleidenden Wurzelhaut führen kann. Bei bösartigem Verlauf kann eine Eiterung der Kieferhöhle, Zerstörung der Kieferknochen, Eitererguß in die Schädelhöhle, Lunge oder Blutbahn erfolgen. Sind solche gefährliche Komplikationen auch selten, so wird doch immer wieder in der Literatur darüber berichtet.

Die nächsten — uns mehr interessierenden — Folgen machen sich bemerkbar, wenn die schmerzenden Zähne es nicht mehr erlauben, die Speisen gehörig zu kauen, oder wenn der Mangel an Mahlzähnen das Kaugeschäft überhaupt unmöglich macht. Die Bissen gelangen dann unzerkleinert und mangelhaft eingespeichelt — und gerade eine ordentliche Einspeichelung ist die Conditio sine qua non einer ungestörten Verdauung — in den Magen. Hier können sie nicht recht verarbeitet werden, gehen teilweise in Gärung über, reizen die Magenschleimhäute und gelangen in den Darm. Aber auch hier ist die Ausnutzung jetzt eine ungenügende. Auch die Darmschleimhäute werden gereizt. Die Speisen aber verlassen — nur schlecht ausgenützt — als „überflüssiger, ja schädlicher Ballast" den Darm. So können wir uns wohl vorstellen, daß trotz ausreichender Nahrungszufuhr ein Zustand der Unterernährung eintritt. Daß im Anschluß an diese — durch die schlechten Zähne bedingte Unterernährung alle Folgen (Rachitis, Chlorose), welche die gewöhnliche Unterernährung zeitigt, anschließen können, liegt auf der Hand[1]).

---

[1]) Diese allgemeinen Betrachtungen habe ich einem Vortrage ent-

Diese theoretischen Deduktionen sind nun zu beweisen. Erwähnenswert sind zunächst die dankenswerten Untersuchungen Brubachers (187). Er hat 500 Patienten der internen Abteilung der Münchener Poliklinik untersucht. Die Resultate veranschaulichen folgende Tabellen:

Tabelle 1.

Gesamtzahl der Untersuchten	Magen- resp. Magen- u. Darmkranke	Anderweitig Erkrankte
500	102	398
auf 100	20,4	79,6

Tabelle 2.

Zahl der untersuchten Gebisse	Gute	Schlechte Gebisse
500	254	246
auf 100	50,7	49,3

Tabelle 3.

Magenleidende	Gute Gebisse	Schlechte Gebisse
102	28	74
auf 100	27,5	72,5

Tabelle 4.

Anderweitig Erkrankte	Gute Gebisse	Schlechte Gebisse
398	226	172
auf 100	56,8	43,2

Tabelle 5.

Gute Gebisse	Magenleidende	Anderweitig Erkrankte
254	28	226
auf 100	12	88

Tabelle 6.

Schlechte Gebisse	Magenleidende	Anderweitig Erkrankte
246	74	172
auf 100	30,1	69,9

Bei der Einteilung in gute und schlechte Gebisse war nicht die Zahl der kariösen Zähne maßgebend, sondern es wurden zu den guten Gebissen alle diejenigen gerechnet, die eine vollständige oder wenigstens noch eine ausreichende Kaufunktion besaßen. Als schlechte Gebisse werden solche bezeichnet, in denen kein Zahn

nommen, den ich vor Jahr und Tag in Erlangen gehalten habe. Wenn ich mich recht entsinne, habe ich mich in diesem Vortrage stark an eine Broschüre angelehnt, deren Titel und Verfasser mir leider entfallen sind.

sich befindet, oder alle Backenzähne fehlten, oder die sämtlichen Backenzähne in einem Kiefer, da ja auch in diesem Falle ein ordnungsgemäßes Kauen unmöglich ist.

Aus den Tabellen 3 und 4 ersehen wir zunächst, daß das Verhältnis der guten Gebisse zu den schlechten bei den Magenleidenden viel ungünstiger ist als bei den übrigen Kranken. Eine noch deutlichere Sprache reden die Tabellen 5 und 6. Von den 254 Kranken mit gesundem Gebiß waren 28 magenleidend (12%), während bei den 246 Patienten mit schlechtem Gebiß sich diese Zahl auf 74 oder 31,1% beläuft.

Gegen diese Methode der Untersuchung ließen sich ja viele Einwendungen machen. Brubacher warnt auch vor jeder Verallgemeinerung:

„Man darf nicht vergessen, woher die Zahlen stammen. Alle Untersuchten sind leidend und werden infolgedessen schon eine höhere Zahl kranker Zähne aufweisen, andererseits gehören alle einer Klasse an, die wegen kleinerer Magenbeschwerden im allgemeinen sich nicht in Behandlung begibt, und am wenigsten findet man bei ihnen einen künstlichen Ersatz und wenn ja, so sind nur die Vorderzähne ersetzt. Ich glaube, daß deshalb auch die gewonnenen Zahlen keine großen Abweichungen erfahren werden, wenn man, wie es richtiger wäre, eine Statistik aufstellen könnte durch Untersuchung von erwachsenen Gesunden und Kranken, mit Berücksichtigung des Allgemeinbefindens. Doch woher das Material nehmen?"

Loos (92) hat ferner versucht, den Einfluß der Gebißverhältnisse auf den Ernährungszustand statistisch festzustellen. Es ist dies natürlich eine sehr schwere Aufgabe, da man ja wohl selten mit unzweifelhafter Gewißheit sagen kann, daß nun gerade die Zähne an dem schlechten Körperzustande schuld sind. Wir wollen aber vorerst einmal sehen, wie die einzelnen Forscher zu Werke gingen und von welchen Erfolgen ihr Werk gekrönt ist.

Also zunächst Loos:

Er zählte die kariösen Zähne, teilte hiernach die Leute in verschiedene Gruppen und ließ sie messen und wägen. Das Ergebnis ist dieses:

						Durchschnittsgewicht	Körpergröße
Mannschaften m.	0—5 krank. od. zerstört. Zähnen					63,42 kg,	168,19 cm
„	„ 6—10	„	„	„	„	63,06 „	166,77 „
„	„ 11—15	„	„	„	„	62,69 „	165,51 „
„	„ 16—20	„	„	„	„	63,55 „	166,28 „
„	„ 20 u. m.	„	„	„	„	63,73 „	166,01 „
			im Durchschnitt aller			63,29 kg,	166,55 cm

Mit diesen Zahlen ist gar nichts anzufangen, es sei denn, daß man den Einfluß der Karies auf den Ernährungszustand leugnen wollte. Nun wollte aber L o o s das Entgegengesetzte; deshalb besann er sich auf das R o b e r t A l l a i r esche Gesetz, welches da sagt, daß die Zahl des Kilogrammgewichtes des Körpers ungefähr gleich sei der Zentimeterzahl der Körpergröße über 100 cm.

Danach umgerechnet sieht die obige Tabelle also aus:

Bei den Leuten mit

0—5 kariös. Zähne w. d. R. Allaire-Verhältnis nicht erreicht um 4,77 kg

6—10 „ „ „ „ „ „ „ „ „ „ 3,71 „

11—15 „ „ „ „ „ „ „ „ „ „ 2,82 „

16—20 „ „ „ „ „ „ „ „ „ „ 2,73 „

20 u. m. „ „ „ „ „ „ „ „ „ „ 2,28 „

Und siehe: Je schlechter die Zähne sind, desto mehr nähert sich das Gewicht der Normalen. Aber Loos weiß sich zu helfen:

„Diese Erscheinung verliert ihren paradoxen Charakter, wenn wir uns erinnern, daß die größeren Leute eine größere Annäherung an sich schon aufweisen müssen, denn sonst müßte ihr allgemeiner Ernährungszustand so gering sein, daß ihre Dienstfähigkeit zweifelhaft wäre, während wir bei kleineren Leuten einen größeren Abstand zwischen Gewicht und Körpergröße nicht so bedenklich finden. Es sind also zweifellos unter den Leuten mit stärkerer Annäherung an die ideale Forderung der größeren Körperlängen stärker vertreten und von diesen wissen wir, daß ihre Mehrheit aus Gründen ihrer Rassenzugehörigkeit zu den Langgesichtern und somit zu den schlecht bezahnten Leuten gehört. Wir müssen somit diejenigen Klassen herausschneiden, die vermöge ihrer Rasse bezw. Bezahnung eine mittlere Gebißqualität repräsentieren, d. h. die unter dem Durchschnitt der Körpergröße stehenden für sich betrachten. Und sofort klärt sich die entstandene Trübung des Bildes. Wir haben bei den Leuten, deren Körpergröße unter dem Durchschnitt steht, eine, wenn auch nicht bedeutende, so doch bemerkbare Abnahme des Körpergewichts parallel mit der Abnahme der Güte der Gebisse und haben ebenfalls annähernd parallel damit verlaufend eine absteigende Linie in der durchschnittlichen Körpergröße. Daß diese bei den stärker kariösen Gebissen nachher anfangs wieder steigt, um dann wieder zu fallen, ist nach dem oben Gesagten ohne weiteres erklärlich, besonders das letztere Zeichen, denn es tritt bei stärkerer Karies das Mißverhältnis zwischen Ernährung und Körperlänge wiederum hervor."

Ob man auf Grund dieser Ausführungen den Optimismus von L o o s — „daß das Körperwachstum und das Gewicht n a c h w e i s b a r von der Qualität der Gebisse abhängig ist" — teilen muß, scheint mehr als fraglich. Eine erfolgreichere Methode schlägt L o o s ein, wenn er bei diesen Gruppen das Ergebnis der Wägung beim Diensteintritt und nach der Ausbildung vergleicht. Es ist eine bekannte Tatsache, daß infolge der guten Verdaulichkeit und des hohen Nährwertes der Militärkost das Körpergewicht jedes gesunden Mannes in dieser Zeit (ca. 4 Monate) sich hebt. In welchem Maße, zeigt die Tabelle. Es nahmen zu Leute:

mit 0—5 kranken Zähnen 2,11 kg

„ 6—10 „ „ 1,78 „

mit 11—15 kranken Zähnen 1,42 kg
„ 16—20 „ „ 1,1 „
„ 20 u. m. „ „ 3,3 „

Ehe an diesem Ergebnis Kritik geübt wird, seien Untersuchungen derselben Art erwähnt, welche Richter (130) anstellte. Er unterschied 'drei Gruppen:

1. Sehr gute Gebisse: alle Zähne gesund; höchstens fehlt ein Zahn;

2. Schlechte Gebisse: reichliche Zahnlücken und „viele" Zähne mit mehr oder weniger großen Höhlen;

3. Allerschlechteste Gebisse: 8—13 zu ziehende Zähne inmitten eines entzündeten Zahnfleisches und einer geschwollenen Mundschleimhaut.

Die Gewichtszunahme betrug nun nach vier Monaten bei den einzelnen Gruppen

Gruppe	Gewicht bei der Einstellung	Gewicht nach 4 Monaten	Zunahme
	kg	kg	kg
I	60,77	62,53	1,76
II	58,10	62,46	4,36
III	58,52	59,40	0,88

Es geht also weder bei Loos noch bei Richter ohne erhebliche Sprünge ab. Bei Loos von der vorletzten zur letzten, bei Richter von der ersten zur zweiten Gruppe. Bei Loos haben die Leute mit den allerschlechtesten Gebissen die höchste Zunahme zu verzeichnen, bei Richter die Leute mit schlechten Gebissen. Nun ist zu bedenken, daß diese beiden Gruppen mit der größten Gewichtszunahme das geringste resp ein sehr geringes Körpergewicht beim Diensteintritt aufwiesen. Beide Autoren folgern daraus auf ungünstige Ernährungsverhältnisse vor der Dienstzeit. Meiner Ansicht nach hätte man sich nicht auf diese allgemeine Vermutung beschränken dürfen. Man hätte vor allem den Beruf mehr berücksichtigen müssen. Loos erwähnt, daß die meisten Leute mit ganz schlechten Gebissen Bäcker waren. Nun ist aber bekannt, daß gerade bei den Bäckern die Frontzähne von der Karies mehr ergriffen werden als bei anderen Berufsangehörigen . So kann es wohl vorkommen, daß bei einem solchen, der 20 kariöse Zähne hat, die Möglichkeit wenigstens auf einer Seite zu kauen, noch in ausreichendem Maße vorhanden ist. Wenn wir ferner bedenken — um bei dem gewählten Beispiel zu bleiben —, daß der Beruf des Bäckers ein sehr anstrengender ist, daß in ihm vor allen Dingen die jungen Leute nicht immer die nötige Nachtruhe bekommen, so ist es nicht zu verwundern, daß gerade die Bäcker im Verhältnis zu anderen Berufsangehörigen z. B. Schlossern, Schlächtern in ihren Gewichtsverhältnissen etwas zurückbleiben. Kommen diese jungen Leute jetzt zum Militär, so werden sich hier die günstigen Lebensverhältnisse — Licht, Luft, Bewegung, Nachtruhe, Kost — besonders deutlich bemerkbar machen — trotz der schlechten Zähne. Wenn man solche Erwägungen angestellt und vor allem auch die früheren Wohnungsverhältnisse der Rekruten berücksichtigt hätte, wäre das Resultat vielleicht lückenlos für den beabsichtigten Nachweis auszunutzen gewesen. So aber sind wir nicht in der Lage, aus diesen Zahlen allgemeine Schlußfolgerungen ziehen zu können. Nur wenn wir diese beiden Gruppen fortlassen, wozu uns vielleicht die im Anschluß an die Tatsche des geringsten Körpergewichtes dieser Gruppen beim Diensteintritt angeknüpften Betrachtungen berechtigen, können wir den Schluß wagen, daß bei gleichen Ernährungs- und Lebensbedingungen die Leute mit schlechten Gebissen hinter denen mit guten Zähnen zurückstehen.

Röse (143) hat sich mit dieser Frage beschäftigt und zu diesem Zweck die bei sämtlichen Kindern der katholischen Volksschulen Dresdens gefundenen Resultate auf ihren Wert geprüft. Aus anderen Gründen waren die Kinder gemessen und gewogen worden (im Hochsommer ohne Schuhe). Die Kinder wurden eingeteilt in vier Gruppen:

I. Gruppe: gute Gebisse (0—4 kranke Zähne)
II.   „   mittelgute Gebisse (5—9 kranke Zähne)
III.   „   schlechte   „ (10—14 „   „)
IV.   „   sehr schlechte Gebisse (15 und mehr kranke Zähne).

Sehen wir uns daraufhin Röses Tabellen (7) an, so erkennen wir, wenn wir zunächst nur die Gesamtübersicht ins Auge fassen, aus ihr mit nicht zu leugnender Deutlichkeit, daß in gleichem Grade, wie die Zähne der Kinder schlechter werden, auch das Gewicht der Kinder abnimmt und ihre Größe sich verringert. Wenn wir aber die Tabelle mit den genaueren Details schärfer betrachten, so bemerken wir, daß in bezug auf die Körpergröße von den 16 Rubriken nur 7 eine widerspruchslose Reihenfolge in dem gedachten Sinne aufweisen (9 Rubriken zeigen 12 Ausnahmen) während bei dem Körpergewicht nur 9 Rubriken als beweiskräftig angesprochen werden können (7 Rubriken zeigen 8 Ausnahmen).

Die Beziehungen zwischen dem Zustande des Gebisses, dem
der katholischen

Tab. 7.

A. Knaben

Alter i. J.	Anzahl	Zustand des Gebisses	Durchschnittsgewicht kg	Durchschnittsgröße cm
6	219	1. Gut	19,0	109,1
		2. Mittelgut	19,4	110,6
		3. Schlecht	18,9	108,7
		4. Sehr schlecht	18,4	105,7
7	205	1. Gut	20,5	114,1
		2. Mittelgut	21,3	116,9
		3. Schlecht	20,8	114,8
		4. Sehr schlecht	20,1	111,9
8	181	1. Gut	23,5	120,1
		2. Mittelgut	23,4	120,6
		3. Schlecht	23,0	119,4
		4. Sehr schlecht	22,2	117,3
9	202	1. Gut	26,2	127,8
		2. Mittelgut	25,5	126,4
		3. Schlecht	24,4	123,9
		4. Sehr schlecht	23,3	120,8
10	215	1. Gut	28,3	131,2
		2. Mittelgut	27,2	129,1
		3. Schlecht	26,9	127,2
		4. Sehr schlecht	25,3	124,5
11	163	1. Gut	29,8	134,4
		2. Mittelgut	29,0	132,2
		3. Schlecht	28,3	130,7
		4. Sehr schlecht	25,5	127,1
12	196	1. Gut	31,8	137,9
		2. Mittelgut	31,8	137,4
		3. Schlecht	31,2	137,0
		4. Sehr schlecht	27,1	128,4
13	148	1. Gut	36,3	143,6
		2. Mittelgut	35,4	143,2
		3. Schlecht	33,5	140,8
		4. Sehr schlecht	32,5	142,4
Durchschnitt	1529	1. Gut	26,9	127,3
		2. Mittelgut	26,6	127,2
		3. Schlecht	25,9	125,3
		4. Sehr schlecht	24,3	122,3

Gesamtübersicht:

Durchschnitt aller Kinder	2920	1. Gute Gebisse . . .
		2. Mittelgute Gebisse .
		3. Schlechte Gebisse . .
		4. Sehr schlechte Gebisse

Körpergewichte und der Körpergröße bei den Schulkindern
Schulen in Dresden.

B. Mädchen

Alter i. J.	Anzahl	Zustand des Gebisses	Durchschnittsgewicht kg	Durchschnittsgröße cm
6	198	1. Gut	19,2	110,9
		2. Mittelgut	18,7	109,0
		3. Schlecht	18,4	108,2
		4. Sehr schlecht	17,9	106,3
7	183	1. Gut	20,9	116,5
		2. Mittelgut	20,3	115,3
		3. Schlecht	20,7	114,2
		4. Sehr schlecht	20,2	114,3
8	167	1. Gut	21,2	116,5
		2. Mittelgut	22,4	119,0
		3. Schlecht	22,0	118,3
		4. Sehr schlecht	20,9	115,4
9	181	1. Gut	25,1	125,5
		2. Mittelgut	24,7	124,5
		3. Schlecht	23,8	122,7
		4. Sehr schlecht	22,5	120,0
10	172	1. Gut	27,4	130,4
		2. Mittelgut	26,8	129,5
		3. Schlecht	25,6	127,0
		4. Sehr schlecht	24,2	121,0
11	165	1. Gut	30,1	133,7
		2. Mittelgut	29,7	134,2
		3. Schlecht	29,0	132,4
		4. Sehr schlecht	23,8	120,2
12	166	1. Gut	32,4	139,1
		2. Mittelgut	33,1	140,1
		3. Schlecht	31,5	137,0
		4. Sehr schlecht	31,0	140,0
13	159	1. Gut	37,9	146,6
		2. Mittelgut	37,1	145,0
		3. Schlecht	37,3	145,2
		4. Sehr schlecht	34,4	142,1
Durchschnitt	1391	1. Gut	26,8	127,4
		2. Mittelgut	26,6	126,3
		3. Schlecht	26,0	125,6
		4. Sehr schlecht	24,4	122,4

2920 Kinder.

26,85 kg	127,3 cm
26,61 „	126,7 „
25,96 „	125,5 „
24,33 „	122,3 „

Ganz einwandfreie Resultate erzielte Strauß (194) in der Varrentrappschule zu Frankfurt a. M. (siehe Tabelle 8).

Tab. 8. Frankfurt a. M. Varrentrappschule. 1021 Kinder.

Zustand des Gebisses	Anzahl der Kinder	Durchschnittliches Körpergewicht in kg	Durchschnittliche Körpergröße in cm
1. Gute Gebisse (0—4 kranke Zähne) .	395	27,95	129,4
2. Mittelgute Gebisse (5—9 kranke Zähne) .	427	27,87 (— 0,08)	128,8 (— 0,6)
3. Schlechte Gebisse (10—14 kranke Zähne) .	173	25,63 (— 2,32)	124,6 (— 4,8)
4. Sehr schlechte Gebisse (15 u. mehr kranke Zähne).	26	23,75 (— 4,20)	121,1 (— 8,3)

Dann hat Röse noch Erhebungen angestellt in Nordhausen.

Die dortige Einwohnerschaft ergänzt sich zum größten Teil durch Zuzug aus der armen Landbevölkerung des Kreises Hohnstein mit ihrer Tabak- und Weberindustrie. Diese Leute haben, wie ich gelegentlich der Rekrutenuntersuchungen feststellen konnte, ihrer heimischen kalkreichen Trinkwässer wegen gute Zähne, sind aber im übrigen wegen der sonstigen ungünstigen Lebensverhältnisse körperlich schlecht entwickelt. Da also in Nordhausen die mangelhafte körperliche Entwicklung in außergewöhnlich hohem Maße durch andere Ursachen als durch Zahnkaries bedingt wird, so konnte man von vornherein erwarten, daß der nebenher laufende ungünstige Einfluß schlechter Zähne in der Statistik nur sehr verwischt in Erscheinung treten würde.

Nordhausen. Volksschulen, Mittelschulen und Höhere Töchter-
Tab. 9.   schule. 3868 Kinder.

Zustand des Gebisses	Anzahl der Kinder	Durchschnittliches Körpergewicht in kg	Durchschnittliche Körpergröße in cm
1. Gute Gebisse (0—4 kranke Zähne) .	678	30,1	131,2
2. Mittelgute Gebisse 5—9 kranke Zähne) .	1594	29,8 (— 0,3)	131,2
3. Schlechte Gebisse (10—14 kranke Zähne) .	1197	29,4 (— 0,7)	130,5 (— 0,7)
4. Sehr schlechte Gebisse (15 u. mehr kranke Zähne)	399	28,8 (— 1,3)	130,0 (— 1,2)

Trotzdem zeigen auch die Schulkinder in Nordhausen einen ganz regelmäßigen Abfall von Gewicht und Größe entsprechend der zunehmenden Verschlechterung ihrer Gebisse.

Die Tabelle 10 gibt eine Übersicht über alle diesbezüglichen Untersuchungen an Kindern. Sie ist der Röseschen Arbeit entnommen. Um einen richtigen Durchschnittswert für diese Tabellen zu erhalten, berechnete Röse zunächst die Durchschnittswerte der einzelnen Jahresklassen und dividierte die Gesamtsumme dieser Werte durch die Zahl der Altersstufen. Wenn auch diese Rechnung nach streng mathematischer Denkungsart nicht ganz einwandfrei ist, so kommt sie doch immerhin der Wahrheit am nächsten, da die Anzahl der Schulkinder in den einzelnen Jahren nur in mäßigen Grenzen sich bewegt. Die Gesamtübersicht zeitigt — genau wie in Tabelle 7 — ein unanfechtbares Resultat, während die differenzierte Tabelle sehr unter Unregelmäßigkeiten, die durch die Dresdener Zahlen verursacht sind, zu leiden hat.

Wir dürfen demnach vielleicht mit der Wahrscheinlichkeit rechnen, daß weitere umfangreichere Erhebungen das Resultat der Gesamtübersicht bestätigen würden, müssen vorerst aber noch mit der Aufstellung allgemeiner Schlußfolgerungen recht vorsichtig sein. Die Grenze des Zulässigen dürfte nicht überschritten werden, wenn wir es als wahrscheinlich bezeichnen, daß zwischen Karies der Zähne, Körpergewicht und Größe im Kindesalter Korrelationen bestehen in dem Sinne, daß Kinder mit schlechten Zähnen auch schlechter entwickelt sind, oder anders ausgedrückt, daß die am schlechtesten entwickelten Kinder auch gleichzeitig die schlechtesten Zähne haben. Es wäre aber eine durch nichts gerechtfertigte Willkür, die minderwertige Entwicklung auf Rechnung der Zahnkaries zu setzen.

Selbst wenn Röse beweist, daß von zwei Gruppen gleich schlecht bezahnter Individuen diejenige sich eines besseren Ernährungszustandes erfreut, die zahnärztlich behandelt wurde, so ist er absolut nicht berechtigt, daraus den Schluß zu ziehen daß jetzt die schlechten Zähne die Ursache der minderwertigen Entwicklung sind. Nennen wir z. B. die beiden Gruppen a = behandelt und b = nicht behandelt. Beide Gruppen mögen aus einer Gegend stammen, die nicht nur kalkarmes Wasser hat, sondern deren Lebensbedingungen auch im allgemeinen recht ungünstig sind. Die Folgen werden sich nicht in letzter Linie an den Zähnen zeigen. Außer einem geringen Körpergewicht werden die Leute aus dieser Gegend auch viele kariöse Zähne aufweisen, weil eben die Widerstandsfähigkeit gering ist. Die Gruppe a ist intelligenter als die Gruppe b, sie arbeitet sich empor, geht vielleicht auf Wanderschaft und kommt in bessere Lebensverhältnisse. Sie läßt sich die Zähne in Ordnung bringen einmal, weil sie den Vorteil dieser Operation einsieht, zum andern, weil sie materiell dazu in der Lage ist. Jetzt kann die

Die Beziehungen zwischen der Güte des Gebisses, dem Körper-
Tab. 10.   Dresden, Frankfurt a. M.

Zustand des Gebisses	Durchschnittliches Körpergewicht der verschieden			
	6 Jahren	7 Jahren	8 Jahren	9 Jahren
1. Gute Gebisse (0—4 kranke Z.)	kg 19,74	kg 21,51	kg 23,26	kg 26,19
2. Mittelg. Gebisse (5—9 kranke Z.)	19,77 (+0,03)	21,68 (+0,17)	23,97 (+0,71)	25,85 (—0,34)
3. Schlecht Gebisse (10—14 kranke Z.)	(19,28 —0,46)	21,45 (—0,06)	23,24 (—0,02)	25,15 (—1,04)
4. Sehr schl. Geb. (15 u. mehr kr. Z.)	(18,72 —1,02)	20,63 (—0,88)	22,49 (—0,77)	24,29 (—1,90)

Zustand des Gebisses	Durchschnittliche Körpergröße der verschieden			
	6 Jahren	7 Jahren	8 Jahren	9 Jahren
1. Gute Gebisse (0—4 kranke Z.)	cm 111,6	cm 116,1	cm 120,1	cm 126,2
2. Mittelg. Gebisse (5—9 kranke Z.)	111,5 (— 0,1)	116,4 (+0,3)	121,5 (+ 0,4)	125,7 (— 0,5)
3. Schlechte Geb. (10—14 kranke Z.)	110,2 (— 1,4)	115,6 (— 0,5)	119,9 (— 0,2)	124,7 (— 1,5)
4. Sehr schl. Geb. (15 u. mehr kr. Z.)	108,4 (— 3,2)	113,8 (— 2,3)	118,6 (— 1,5)	122,7 (— 3,5)

Gesamtübersicht:

Zustand des Gebisses

1. Gute Gebisse	(0— 4 kranke Zähne)
2. Mittelgute Gebisse	(5— 9 „ „)
3. Schlechte Gebisse	(10—14 „ „)
4. Sehr schlechte Gebisse	(15 und mehr kranke Zähne)

Man beachte: In gleichem Grade, wie die Zähne der Kinder schlechter

Nahrung besser ausgenützt werden und in kürzester Zeit kann die
Gruppe b überholt sein, ohne daß die Karies der Urheberschaft an
dem schlechten Ernährungszustand bezichtigt werden kann; denn
mit der Sanierung der Gebisse wird nicht die Ursache der schlechten
Entwicklung behoben, sondern es wird nur eine therapeutische Maß-
nahme getroffen, um den körperlichen Zustand zu bessern. Soll

gewichte und der Körpergröße bei 7809 Schulkindern aus
und Nordhausen.

gut bezahnten Kinder im Alter von

10 Jahren	11 Jahren	13 Jahren	13 Jahren	14 Jahren
kg	kg	kg	kg	kg
28,23	30,71	33,48	37,93	41,90
27,99 (— 0,24)	30,49 (— 0,22)	33,65 (+ 0,17)	37,55 (— 0,38)	40,77 (— 1,13)
27,11 (— 1,12)	29,79 (— 0,92)	32,31 (— 1,17)	37,80 (— 0,13)	42,30 (+ 0,40)
25,79 (— 2,44)	27,80 (— 2,91)	32,83 (— 0,65)	36,25 (— 1,68)	41,35 (— 0,55)

gut bezahnten Kinder im Alter von

10 Jahren	11 Jahren	12 Jahren	13 Jahren	14 Jahren
cm	cm	cm	cm	cm
131,1	135,2	138,9	145,4	149,4
130,3 (— 0,8)	135,0 (— 0,2)	139,7 (+ 0,8)	145,2 (— 0,2)	148,4 (— 1,0)
128,5 (— 2,6)	133,2 (— 2,0)	138,0 (— 0,9)	145,3 (— 0,1)	150,3 (+ 0,9)
125,3 (— 5,8)	129,6 (— 5,6)	139,0 (+ 0,1)	145,4	150,0 (+ 0,6)

7809 Kinder.

Anzahl der Kinder	Durchschnittliches Körpergewicht in kg	Durchschnittliche Körpergröße in cm
1530	29,2 (29,2)	130,5 (130,7)
3135	29,1 (29,1)	130,4 (130,9)
2306	28,7 (26,2)	129,5 (125,4)
838	27,8 (23,5)	128,1 (119,7)

werden, verringert sich auch ihr Gewicht und ihre Körpergröße.

das Übel bei der Wurzel gefaßt werden, so muß vor allem für
günstige Lebensverhältnisse gesorgt werden.

In einem scharfen Gegensatz zu den Röseschen Anschauungen
stehen die Ergebnisse, die der Schularztassistent Dr. Karl Wimmenauer (57) bei seinen Untersuchungen in Mannheim gefunden hat.
Er teilt die Kinder nach dem Zustand des Gebisses in drei Gruppen
und erteilt

die Note I den Kindern mit 0—4 kariösen Zähnen

„ „ II „ „ „ 4—8 „ „

„ „ III „ „ „ 8 und mehr kariösen Zähnen.

Ebenfalls unterscheidet er nach dem Ernährungszustand drei Gruppen.

Es erhielten

die Note I diejenigen Kinder, bei denen die Konturen der Rippen vollständig geschwunden oder doch nur eben angedeutet waren. (reichliches Fettpolster),

die Note II diejenigen Kinder, deren Rippen sich deutlich abzeichneten,

die Note III diejenigen Kinder, deren Zwischenrippenräume zwischen den stark vorspringenden Rippen tiefe Furchen bildeten („Haut und Knochen").

Die Verteilung der Noten in bezug auf Gebiß und Ernährung zeigt diese Tabelle:

Tabelle VI.

	Gebiß %	Ernährung %
Note I	39,6	36,1
„ II	43,2	54,2
„ III	17,2	9,7

„Dieses Ergebnis ist keineswegs überraschend. Denn daß ein gewisses proportionales Verhältnis bestehen würde zwischen der körperlichen Gesamtentwicklung, wie sie in dem Ernährungszustand sich ausspricht, und der Beschaffenheit der einzelnen Organe des Körpers, hier also dem Gebiß, war von vornherein[1]) vorauszusehen. Aus der ungefähren Übereinstimmung der Zahlen jedoch den Schluß zu ziehen, daß das Gebiß die Ernährung beherrscht, erscheint auf jeden Fall sehr gewagt. In Anbetracht dieser Zahlen drängt sich die Frage auf: Was ist das Primäre? Ist es nicht viel natürlicher, von dem Ganzen auf den Teil zu abstrahieren und zu sagen: weil der Ernährungszustand hier ein guter ist, ist auch das Gebiß ein gutes, weil er dort ein schlechter ist, ist auch das Gebiß ein schlechtes? Tatsächlich ergibt auch die Tabelle VI, daß der Ernährungszustand der Schulkinder Mannheims durchschnittlich ein dem Zustand des Gebisses entsprechender, ja sogar ein besserer ist als dieser. Das letztere aber dürfte nicht sein, wenn dem Gebiß wirklich ein so großer Einfluß auf den gesamten Stoffwechsel zukäme.

In eine weit hellere Beleuchtung werden jedoch diese Verhältnisse gerückt, wenn wir uns nicht auf eine einfache vergleichende Gegenüberstellung der Zahn- und Ernährungsbefunde beschränken, sondern wenn wir bei jedem einzelnen Kinde den entsprechenden Befund durch eine, Gebiß- und Ernährungszustand vereinigende, kombinierte Note kennzeichnen, die gleichlautenden Noten vereinigen und dann miteinander vergleichen.

---

[1]) Anm. d. Schriftl. Wir müssen „proportionales Verhältnis" und „von vornherein voraussehen" stehen lassen, weil es sich um ein Zitat handelt.

Auf diese Weise erhalten wir neun verschiedene Noten, nämlich 1:1, 1:2, 1:3, 2:1, 2:2 usw., wobei die erste Zahl jeweils den Zustand des Gebisses, die zweite den der Ernährung ausdrückt."

Tabelle VII.
Beziehungen des Gebisses zum Ernährungszustand.

Gebiß gut:

Gleichzeitige Ernährung					
	gut . . . . (Note 1:1)	252 Kinder	=	37,7 %
	mittel . . . („ 1:2)	348 „	=	52,1 %
	schlecht . . („ 1:3)	68 „	=	10,2 %
	Summe	668 Kinder	=	100,0 %

Gebiß mittel:

Gleichzeitige Ernährung					
	gut . . . . (Note 2:1)	251 Kinder	=	34,5 %
	mittel . . . („ 2:2)	412 „	=	56,6 %
	schlecht . . („ 2:3)	65 „	=	8,9 %
	Summe	728 Kinder	=	100,0 %

Gebiß schlecht:

Gleichzeitige Ernährung					
	gut . . . . (Note 3:1)	106 Kinder	=	36,5 %
	mittel . . . („ 3:2)	153 „	=	52,8 %
	schlecht . . („ 3:3)	31 „	=	10,7 %
	Summe	290 Kinder	=	100,0 %

Aus der Tabelle VII erkennen wir, daß der Zustand des Gebisses nur in sehr beschränktem Maße ein dem Ernährungszustand gleichartiger ist. Von den 668 Kindern mit gutem Gebiß haben nur 252 = 37,7 % auch einen entsprechend guten Ernährungszustand, bei allen übrigen ist der Ernährungszustand ein schlechterer. Bei 412 Kindern mit mittelgutem Gebiß ist auch der Ernährungszustand ein entsprechender = 56,6 %, bei 251 = 34,5 % ist die Ernährung eine bessere, bei 65 = 8,9 % eine schlechtere. Am auffallendsten sind jedoch die Differenzen bei den als schlecht bezeichneten Gebissen. Diesen entspricht nur bei 31 Kindern = 10,7 % ein gleich schlechter Ernährungszustand, bei den übrigen 259 = 89,3 % ist trotz des schlechten Gebisses der Ernährungszustand ein mittlerer oder sogar ein guter.

Das in der nun folgenden Tabelle VIII niedergelegte Endresultat meiner Untersuchung ist folgendes: Bei 41,1 % der Gesamtzahl aller Kinder (1686) ist der Gebiß- und Ernährungszustand ein gleichartiger; bei 58,9 % besteht ein Unterschied, und zwar ist bei 28,6 % der Ernährungszustand ein schlechterer bzw. das Gebiß ein besseres, während bei 30,3 % der Ernährungszustand ein besserer bzw. das Gebiß ein schlechteres ist. Mit anderen Worten heißt das: Bei weit über der Hälfte aller Kinder besteht kein proportionales Verhältnis zwischen dem Zustand ihres Gebisses und dem ihrer Ernährung, wir finden vielmehr ebenso oft einen guten Ernährungszustand bei schlechtem Gebiß als einen schlechten Ernährungszustand bei gutem Gebiß.

Wie weitgehend die Differenzen sein können, zeigte sich noch einmal deutlich bei denjenigen Kindern, deren Gebiß als ein tadelloses bezeichnet wurde. Hier hätte man doch zum mindestens eine weitgehende Übereinstimmung erwarten sollen. Aber auch hier ließ sich nachweisen, daß nur bei knapp der Hälfte derselben (47,5 %) der Ernährungszustand gleichfalls ein einwandfreier war, ja daß sogar 9 von den 80 Kindern = 11,25 % bei tadellosem Gebiß unterernährt waren.

Tabelle VIII.

Beziehungen des Gebisses zum Ernährungszustand in Prozentzahlen, berechnet nach der Gesamtzahl der Kinder (1686).

	Gebiß	Er-nährung	Note	Prozent-zahl	%
Gebiß und Ernährung gleich	gut mittel schlecht	gut mittel schlecht	1 : 1 2 : 2 3 : 3	14,9 24,4 1,8	} 41,1
Gebiß besser, Ernährung schlechter	gut „ mittel	mittel schlecht „	1 : 2 1 : 3 2 : 3	20,7 4,0 3,9	} 28,6
Gebiß schlechter, Ernährung besser	mittel schlecht „	gut „ mittel	2 : 1 3 : 1 3 : 2	14,9 6,3 9,1	} 30,3
				100,0	

Die Verteilung der kombinierten Noten auf Geschlecht und Alter der Kinder hat keine irgendwie auffälligen Unterschiede ergeben. Die Zahlen verteilen sich vielmehr ziemlich gleichmäßig, wie ein Blick auf die Tabelle IX lehrt.

Tabelle IX.

Beziehungen des Gebisses zum Ernährungszustand; Verteilung der Noten auf Geschlecht und Alter. Erstes Schuljahr (6—7 Jahre).

Gebiß- und Ernährungszustand		Note	Knaben	Mädchen	Absol. Zahl	Prozent-zahl
Gebiß gut	Ernähr. gut	1 : 1	95	103	198	15,8
„ „	„ mittel	1 : 2	146	126	272	19,7
„ „	„ schlecht	1 : 3	13	20	33	2,6
„ mittel	„ gut	2 : 1	73	111	184	14,6
„ „	„ mittel	2 : 2	190	153	343	27,3
„ „	„ schlecht	2 : 3	9	12	21	1,7
„ schlecht	„ gut	3 : 1	35	41	76	6,0
„ „	„ mittel	3 : 2	61	63	124	9,9
„ „	„ schlecht	3 : 3	13	8	21	1,7

Viertes Schuljahr (9—10 Jahre).

Gebiß- und Ernährungs-zustand			Note	Knaben	Mädchen	Absol. Zahl	Prozent-zahl
Gebiß gut	Ernähr.	gut	1 : 1	19	35	54	12,6
„	„	mittel	1 : 2	45	31	76	20,3
„	„	schlecht	1 : 3	5	30	35	8,2
„	mittel	gut	2 : 1	31	36	67	15,6
„	„	mittel	2 : 2	39	30	69	16,1
„	„	schlecht	2 : 3	23	21	44	10,3
„	schlecht	gut	3 : 1	19	11	30	7,0
„	„	mittel	3 : 2	16	13	29	6,8
„	„	schlecht	3 : 3	5	5	10	2,3

Die allgemeinen physiologischen und klinischen Betrachtungen hatten den Schluß nahe gelegt, daß in der Tat Gebiß und Ernährung in einem kausalen Verhältnis zueinander stehen müßten. Diese Vermutung wird, wie wir sahen, durch die praktische Erfahrung nur sehr zum Teil bestätigt. Ist doch bei 30,3 % der Ernährungszustand ein besserer als der Zustand des Gebisses. Auf jeden Fall lehrt unsere Untersuchung, daß wir uns davor hüten müssen, die Bedeutung der Zahnkaries für die Ernährung zu überschätzen. Damit soll beileibe nicht einer laxen und gleichgültigen Haltung dieser Krankheit gegenüber das Wort geredet werden. Daß eine vernünftige Mund- und Zahnpflege sowie zahnärztliche Behandlung in jedem Falle schon aus rein ästhetischen Gründen nützlich und wünschenswert ist, bedarf keines Wortes weiter. Es muß aber trotzdem einmal offen ausgesprochen werden: Die große Bedeutung, die in der zahnärztlichen Literatur dem Zustand des Gebisses bzw. der Zahn- und Mundpflege, für die Volksgesundheit zugeschrieben wird, kommt derselben nicht zu. Wenn der Einfluß des kranken Gebisses auf Ernährung und Gesundheit wirklich ein so großer wäre, dann müßte ja die große Mehrheit unseres Volkes unterernährt, siech und krank sein, und dann hätte unsere Untersuchung an Volksschulkindern ganz andere Ergebnisse zeitigen müssen. Von alledem kann gar keine Rede sein und es wirkt schon beinahe lächerlich, wenn die zahnärztliche Propaganda für die schulzahnärztliche Bewegung nicht müde wird, die Frage zu einer solchen von „internationaler" Bedeutung zu einer Kulturfrage allerersten Ranges zu stempeln. Daß trotzdem die soziale Hygiene, die Lehre von der öffentlichen Gesundheitspflege, der Zahnverderbnis gegenüber nicht untätig sein darf, liegt auf der Hand."

Man hätte eigentlich von einem Arzte ein tieferes Sichversenken in den Sinn der von Zahnärzten im Interesse des Gemeinwohles inszenierten Bewegung erwarten können, wenn er es wagt, die idealen und sicherlich nur gut zu heißenden Bestrebungen ernster Männer ins Lächerliche zu ziehen.

Ob die gewählte Klassifikation nach dem Ernährungszustand als glücklich bezeichnet werden kann, vermag ich nicht zu entscheiden. Jedenfalls dünkt mich, daß die zahlenmäßige Festlegung von Größe und Gewicht eine reellere Handhabe für einen Vergleich bietet, als das Fettpolster, zumal dieses eine Betrachtung durch die

Brille des Vorurteils wohl zuläßt. Und daß Wimmenauer mit einem gewissen Vorurteil an seine Untersuchungen herangegangen ist, scheint mir nach gründlicher Lektüre seiner Arbeit außer Zweifel.

Von diesem Fehler frei sind die Erhebungen Thieles (98). Er unterscheidet 3 Gruppen bezüglich der Körperbeschaffenheit und 2 Gruppen rücksichtlich der Gebißverhältnisse: Genügend 0—4, ungenügend 4 und mehr kariöse und fehlende Zähne.

„Danach hatten von 1578 Kindern

925 (= 58,6%) genügende Zähne

653 (= 41,4%) ungenügende Zähne.

Die allgemeine Körperbeschaffenheit war

a) gut bei 32,1%

b) mittel bei 60,1%

c) schlecht bei 7,8%.

Diese Zahlen entsprechen ungefähr dem Durchschnitt der Feststellungen der letzten 8 Jahre der Chemnitzer Schularztuntersuchungen sämtlicher (ungefähr 5000 für das Jahr) Schulanfänger.

Eine Zusammenstellung der Kinder mit genügenden und der mit ungenügenden Gebissen in diese allgemeine ohne Berücksichtigung der Zahnverhältnisse aufgestellte Liste hinein hatte folgendes Ergebnis:

Tab. 1.   Allgemeine Körperbeschaffenheit und Gebiß.

	1578 = 100% allgemein	925 = 58,6% mit genügendem Gebiß	653 = 41,4% mit ungenügendem Gebiß
a) gut	506 = 32,1 %	278 = 30,2 %	227 = 34,8 %
b) mittel	949 = 60,1 „	579 = 62,6 „	370 = 56,7 „
c) schlecht . . .	123 = 7,8 „	67 = 7,2 „	56 = 8,5 „

Aus dieser Liste folgt: A. Die allgemeine Körperbeschaffenheit der Kinder mit genügendem Gebiß ist ungefähr dieselbe wie die der Kinder ohne genügendes Gebiß.

Der Prozentsatz der mit „gut" beurteilten Kinder ohne genügendes Gebiß ist sogar größer als der der gleich beurteilten Kinder mit genügendem Gebiß.

Der Prozentsatz der mit „schlecht" beurteilten Kinder ohne genügendes Gebiß ist nur um ein geringes größer als der der gleich beurteilten Kinder mit genügendem Gebiß.

Der Prozentsatz der mit „mittel" beurteilten Kinder ohne genügendes Gebiß ist um ungefähr 6% geringer als der der gleichbeurteilten Kinder mit genügendem Gebiß.

Eine fehlerfreie kräftige Konstitution ist gänzlich unabhängig von der Beschaffenheit des Gebisses („gut").

Eine unterernährte, schwache, stark fehlerhafte Konstitution wird nur um ein geringes von der Beschaffenheit des Gebisses beeinflußt („schlecht").

Eine leidliche Durchschnittskonstitution wird kaum merkbar beeinflußt von der Beschaffenheit des Gebisses („mittel").

Wenn schon bei Wimmenauer die Einteilung der Gebisse nicht sehr geschickt war, so ist sie bei Thiele derart oberflächlich und mangelhaft, daß seine Zahlen jegliche Beweiskraft verlieren und daß damit das auf ihnen aufgebaute Kartenhaus seiner Konsequenzen in sich zusammenfällt.

Des weiteren hat Röse auch bei Erwachsenen Untersuchungen angestellt, welche in ihren Resultaten durch diese Tabelle veranschaulicht werden mögen:

Zustand des Gebisses	Durchschnittszahl der kranken Zähne	Anzahl der untersuchten Rekruten	Durchschnittliche Körpergröße cm	Durchschnittliches Körpergewicht kg
Sächsische Schweiz: 20—22jährige einheimische Rekruten.				
1. Gut	3,1 (0— 4)	35	165,6	59,8
2. Mittelgut	7,4 (5— 9)	127	164,1	58,2
5. Schlecht	11,9 (10—14)	180	164,0	57,9
4. Sehr schlecht	18,6 (über 15)	171	164,6	58,1
Sächsiche Schweiz: 20—22jährige zugewanderte und halbeinheimische Rekruten.				
1. Gut	2,7 (0— 4)	52	165,0	59,1
2. Mittelgut	6,8 (5— 9)	91	165,0	57,8
3. Schlecht	11,9 (10—14)	67	163,0	57,1
4. Sehr schlecht	18,7 (über 15)	57	165,0	57,4
Landbezirk Meißen: Alle 20—22jährigen Rekruten.				
1. Gut	2,3 (0— 4)	216	164,7	58,3
2. Mittelgut	6,8 (5— 9)	230	164,8	57,9
3. Schlecht	11,9 (10—14)	66	165,9	59,3
4. Sehr schlecht	17,3 (über 15)	30	105,5	57,9

In den Anzahl-Spalten sind die Zusammenfassungen angegeben: 517 für die einheimischen, 267 für die zugewanderten und halbeinheimischen, 542 für den Landbezirk Meißen.

Zustand des Gebisses	Durchschnittszahl der kranken Zähne	Anzahl der untersuchten Rekruten	Durchschnittliche Körpergröße cm	Durchschnittliches Körpergewicht kg
Provinz Posen: Alle 20—22jährigen Rekruten der Landratsämter Samter und Schwerin.				
1. Gut	1,9 (0— 4)	416	165,7	59,2
2. Mittelgut	6,7 (5— 9)	360	165,8	58,4
3. Schlecht	11,5 (10—14)	157 } 1035	166,7	58,9
4. Sehr schlecht	18,2 (über 15)	102	165,6	56,7
Nordthüringen: Alle 20—22jährigen einheimischen Rekruten von Schwarzburg, Nordhausen, Hohenstein und Weißensee.				
1. Gut	2,1 (0— 4)	651	166,3	59,1
2. Mittelgut	6,8 (5— 9)	512 } 1609	166,2	58,5
3. Schlecht	11,7 (10—14)	304	167,7	58,8
4. Sehr schlecht	17,8 (über 15)	142	168,1	58,2
Thüringen: Alle 20—22jähr. zugewanderten u. halbeinheimischen Rekruten.				
1. Gut	2,2 (0— 4)	230	166,2	59,5
2. Mittelgut	5,6 (5— 9)	214 } 781	165,2	58,7
3. Schlecht	11,7 (10—14)	177	165,4	58,2
4. Sehr schlecht	18,4 (über 15)	90	166,2	57,3
Coburg-Gotha, Landbevölkerung: Alle 20—22jährigen einheimischen Rekruten.				
1. Gut	2,2 (0— 4)	536	166,1	59,5
2. Mittelgut	6,9 (5— 9)	617 } 1619	165,0	58,8
3. Schlecht	11,6 (10—14)	322	165,3	59,0
4. Sehr schlecht	18,0 (über 15)	144	166,5	59,6
Städte Coburg u. Gotha: Alle 20—22jährigen einheimischen Rekruten.				
1. Gut	2,4 (0— 4)	129	165,4	59,1
2. Mittelgut	6,8 (5— 9)	165 } 490	165,0	58,4
3. Schlecht	11,8 (10—14)	122	164,7	57,8
4. Sehr schlecht	18,3 (über 15)	74	165,0	58,0
Stadt Dresden: Alle 20jährigen Rekruten.				
1. Gut	0— 4	450	165,0	57,3
2. Mittelgut	5— 9	996 } 2545	165,0	56,7
3. Schlecht	10—14	681	165,0	56,7
4. Sehr schlecht	über 15	418	165,2	57,5

Zustand des Gebisses	Durchschnittszahl der kranken Zähne	Anzahl der untersuchten Rekruten	Durchschnittliche Körpergröße cm	Durchschnittliches Körpergewicht kg
Landschaft Dalarne in Schweden: 20—21 jährige Rekruten.				
1. Gut	1,3 (0— 4)	232 ⎫	170,5	63,2
2. Mittelgut	6,3 (5— 9)	75 ⎬ 327	171,1	62,4
3. Schlecht	12,9 (10—14)	20 ⎭	169,2	62,5
Gesamtübersicht: 9732 Rekruten.				
1. Gut	2,1 (0— 4)	2951	166,3	59,3
2. Mittelgut	6,8 (5— 9)	3457	165,5	58,1
3. Schlecht	11,7 (10—14)	2096	165,7	58,0
4. Sehr schlecht	18,2 (über 15)	1228	166,0	57,9

Diese Zahlen sind nun gerade nicht sehr beweiskräftig. In der Mehrzahl der Bezirke haben die Leute mit den schlechtesten Zähnen nicht auch das geringste Gewicht, in einem weisen sie sogar von allen Leuten den besten Ernährungszustand auf. Die Leute mit schlechten Gebissen weisen ebenfalls in der Mehrzahl der Bezirke gleichen oder besseren Ernährungszustand auf als die besser bezahnte Gruppe II. Und während sonst immer gerade diese Gruppe mit den mittelguten Gebissen der sinngemäßen Eingliederung in die Zahlenreihe trotzte, ist sie hier die einzige, die ausnahmslos das gewünschte Resultat erhärtet. Was erst die Körpergröße angeht, so zeigt kein einziger Bezirk eine der Verschlechterung des Gebisses entsprechende Abnahme der Größe. Vier Bezirke zeigen fast das direkte Gegenteil.

Von den 10 angeführten Untersuchungsgruppen widersprechen 9 der gedachten Reihenfolge. Es macht sehr den Eindruck, daß bei Röse hier der Zahnarzt mit dem Statistiker durchgegangen ist; denn auf Grund dieser Tabelle zu sagen, daß bei Musterungspflichtigen das Gewicht in gleichem Grade abnimmt wie das Gebiß sich verschlechtert, dürfte doch einer Vergewaltigung der Zahlen gleichkommen. Die auffälligen Resultate der Stadt Dresden sucht Röse in folgender Weise zu erklären. Unter den Leuten der Gruppe IV befinden sich viele Bäcker und zahnärztlich Behandelte. (Leute mit Füllungen.) Die Bäcker haben bekanntermaßen sehr schlechte Gebisse. In Dresden aber stammen die Bäcker größtenteils aus landwirtschaftlichen Gegenden mit kalkreichen Trinkwässern. Daher sind diese Leute körperlich gut entwickelt und die Karies, die hier vielfach nur eine Berufskrankheit ist, vermag in der kurzen Zeit nicht die Grundlage zu zerstören, die geschaffen wurde durch eine in günstigen hygienischen Verhältnissen verlebte Jugend.

Bei den zahnärztlich behandelten Rekruten sind die gefüllten Zähne zu den schlechten gezählt. Durch die Behandlung aber wurden die üblen Folgeerscheinungen der Karies aufgehoben, so daß diese Leute sich besser entwickeln konnten. Röse schaltet deshalb diese beiden Kategorien aus und kommt zu dem Resultat, daß dann „die vorher unregelmäßige Reihenfolge . . . . . durchaus regelmäßig wird, indem nun die sehr schlecht bezahnten Leute in ihrer körperlichen Entwicklung an letzter Stelle stehen". Aus Tabelle 12 ersehen wir aber, daß dies nicht der Fall ist, daß vielmehr die Leute der Gruppe IV nicht zurückstehen hinter denen der Gruppen III und II. Wie die Zahlen mit den Worten in Einklang zu bringen sind, ist mir einigermaßen unklar.

Es wäre nicht schwer, die Haupttabelle als beweiskräftig auszubeuten für das Gegenteil von dem, was sie beweisen soll, zumal da sich an Hand zahlreicher anderer Tabellen nachweisen ließe, daß das Verhalten der Gruppe I zur Gruppe II eine Ausnahme bildet.

A. Alle Rekruten der Stadt Dresden — 2545.
B. Stadt Dresden.

Alle Rekruten unter Abzug der zahnärztlich behandelten, der Bäcker und Zuckerbäcker — 2150.

Tab. 12. A.

Zustand des Gebisses	Anzahl	Gewicht kg
1. Gute Gebisse	450	57,3
2. Mittelgute Gebisse	996	56,7
3. Schlechte Gebisse	681	56,7
4. Sehr schlechte Gebisse	418	57,5

B.

Zustand des Gebisses	Anzahl	Gewicht kg
1. Gute Gebisse	422	57,1
2. Mittelgute Gebisse	898	56,6
3. Schlechte Gebisse	553	56,6
4. Sehr schlechte Gebisse	277	56,6

Bei der Gesamtübersicht ist Röse noch ein Rechenfehler unterlaufen, indem in der Gruppe III die Kilogrammzahl nicht 58,0, sondern 58,6 lauten muß. Die genauen Gewichtszahlen lauten also:

59,41

58,58

58,62

57,85

Also auch hier findet kein der Verschlechterung des Gebisses entsprechendes Sinken des Körpergewichtes statt. Bei den Erwachsenen lassen sich demnach auf Grund dieser Tabellen die von Röse aufgestellten Schlußsätze nicht aufrecht erhalten.

Wenn wir allerdings Tabelle 1 in Kapitel VII ansehen, so treten hier wieder ganz unzweifelhafte Wechselbeziehungen zwischen Karies und körperlicher Entwicklung zutage. Wir erkennen, daß die tauglichen Leute körperlich besser entwickelt sind und auch regelmäßig bessere Zähne aufweisen als die untauglichen. Ohne also die Frage nach der primären Erscheinung zu berühren, muß zugestanden werden, daß hierdurch der Beweis für ein Vorhandensein oben genannter Wechselbeziehungen erbracht ist. Gerade die Einteilung in Taugliche und Nichttaugliche muß als sehr glücklich bezeichnet werden und kann ohne Zweifel als ein den Beweis verstärkendes Moment angeführt werden. Auf anderem indirekten Wege läßt sich vielleicht ein noch besserer Beweis für die Existenz obengenannter Korrelationen erbringen. Wenn solche wirklich bestehen, so muß man folgern:

1. wenn es gelingt, den Ernährungszustand zu heben, so wird auch der Zustand der Zähne sich bessern;

2. wenn eine Sanierung des Gebisses eintritt, so muß der Ernährungszustand sich heben.

Für die 1. Folgerung bestehen meines Wissens keine Beweise. Es ist natürlich nicht anzunehmen, daß im Falle einer Aufbesserung des Ernährungszustandes die Karies plötzlich stillstehen oder gar verschwinden würde; aber wenn jetzt die Zähne in Ordnung gebracht werden, so ist sicherlich ihre Disposition zur Karies eine bedeutend geringere als vordem.

Die 2. Schlußfolgerung hat Röse (143) zu beweisen versucht. Die Resultate seiner Untersuchungen geben die Tabellen 13a, b, c, d wieder. Wir sehen daraus, daß das Gewicht der zahnärztlich behandelten Rekruten — mit einer einzigen Ausnahme — größer ist als das Durchschnittsgewicht sämtlicher Rekruten oder der Rekruten ohne Füllungen. Auch die Körpergröße überragt im großen und ganzen den Durchschnitt. Vor allem tritt der Einfluß der Behandlung klar

Vergleich von Musterungspflichtigen mit

Tab. 13   **a) Stadt Dresden — 2545**

Zustand des Gebisses		Anzahl
1. Gute Gebisse (0—4) .	Rekruten ohne Füllungen	436
	„ mit „	14 (3,1%)
2. Mittelgute Gebisse (5—9)	„ ohne „	917
	„ mit „	79 (7,9%)
3. Schlechte Gebisse (10—14)	„ ohne „	575
	„ mit „	106 (15,6%)
4. Sehr schlechte Gebisse (über 15)	„ ohne „	310
	„ mit „	108 (25,8%)

b) Alle 20—22jährigen deutschen Rekruten

1. Gute Gebisse (0—4) .	Alle Rekruten	2269
	Rekruten mit Füllungen	15 (0,7%)
2. Mittelgute Gebisse (5—9)	Alle Rekruten	2386
	Rekruten mit Füllungen	77 (3,2%)
3. Schlechte Gebisse (10—14)	Alle Rekruten	1395
	Rekruten mit Füllungen	85 (6,1%)
4. Sehr schlechte Gebisse (über 15)	Alle Rekruten	810
	Rekruten mit Füllungen	113 (13,9%)

c) Bäcker und Zuckerbäcker

Mittelgute Gebisse (5—9)	Ohne Füllungen	64
	Mit „	7
Schlechte Gebisse (10—14)	Ohne „	52
	Mit „	15
Sehr schlechte Gebisse (über 15)	Ohne „	71
	Mit „	27

d) 20jährige Kopfarbeiter (Kaufleute, Schreiber, Lehrer

—	1. Ohne Füllungen	317
	2. Zahnärztlich behandelt	83

Man beachte: Die zahnärztlich behandelten Leute sind durchschnittlich

und ohne Füllungen oder künstliche Gebisse.
20jährige Rekruten.

Durch-schnittliche Körpergröße cm	Durch-schnittliches Körpergewicht kg	Zahl und Prozentsatz der Füllungen	Zahl und Prozentsatz der künstlichen Gebisse
etwa 165,0	57,2		
169,6	60,0	21 (2,2%)	—
etwa 165,0	56,6		
167,3	57,7	198 (20,8%)	3 (6,4%)
etwa 165,0	56,7		
165,5	57,2	299 (31,5%)	15 (31,9%)
etwa 165,0	56,8		
166,9	59,4	432 (45,5%)	29 (61,7%)

307 Leute hatten: 950 Füllungen — 47 Gebisse

(ohne Dresden). 6860 Rekruten.

165,9	59,3		
167,1	59,5	26 (3,0%)	—
165,3	58,5		
166,5	60,2	189 (22,1%)	3 (6,0%)
165,6	58,5		
167,9	60,4	281 (32,9%)	9 (18,0%)
166,0	58,0		
167,1	58,6	358 (42,0%)	38 (76,0%)

290 Leute hatten: 854 Füllungen — 50 Gebisse

mit und ohne Füllungen.

162,1	59,3		
162,3	58,4		
163,2	59,4	—	—
163,5	61,1		
162,7	59,0		
164,8	60,5		

u. a.) der Stadt Dresden. Geborene Sachsen.

166,4	55,9	—	—
167,3	58,1		

schwerer und in den meisten Fällen auch größer als der Durchschnitt!

zutage in den beiden Gruppen, in welchen bei Behandelten und Nichtbehandelten die Körpergröße ungefähr dieselbe ist. Es ist also wenigstens in diesen Fällen eine Rassenauslese größerer Leute nicht vorhanden. Diesen Einwand könnte man immerhin bei den übrigen Gruppen erheben. Aber Röse ist der Überzeugung, daß die bedeutendere Körpergröße der Behandelten in allerletzter Linie auf Rasseneinflüsse zurückzuführen ist. Er glaubt vielmehr, daß die zahnärztlich Behandelten nur früher ihre endgültige Körpergröße erreicht haben als die Nichtbehandelten.

Um durch gesellschaftliche und Rassenunterschiede ungetrübte Resultate zu erzielen, untersuchte Röse 400 in Sachsen geborene Kopfarbeiter. Der Ernährungszustand ist bei den Behandelten so auffallend besser, daß er „unbedingt zum größeren Teil rein auf Rechnung der zahnärztlichen Behandlung gesetzt werden muß".

Der Grund, weswegen Röse die Bäcker besonders untersuchte, interessiert an dieser Stelle nicht.

Diese Resultate sprechen also wieder für das Vorhandensein von Wechselbeziehungen zwischen Karies und Ernährungszustand.

Ich bin auch fest von ihrer Existenz überzeugt. Wenn diese in allen Statistiken nicht mit wünschenswerter Deutlichkeit zutage treten, so liegt das meiner Ansicht nach daran, daß die Einteilung der Gebisse eine falsche war. Wie wir sahen, war für die Klassifizierung stets die Zahl sämtlicher kariöser Zähne maßgebend. Hierin liegt der Fehler. Man hätte nur die Zahl der für das Kaugeschäft wichtigen kariösen Zähne der Einteilung zugrunde legen sollen; oder noch besser wäre es gewesen, wenn man den eingangs erwähnten Einteilungsmodus von Brubacher gewählt hätte. Es wären dann sicherlich eindeutige Resultate zutage gefördert worden. Nach den bisherigen Ergebnissen aber scheint die Frage noch nicht restlos gelöst zu sein. Die aus den vorhandenen Statistiken ableitbaren allgemeinen Schlußfolgerungen dürften sich in diesen Normen bewegen.

1. Es ist eine zahlenmäßig festgelegte Tatsache, daß zwischen der Karies der Zähne und der Entwicklung des menschlichen Organismus Wechselbeziehungen bestehen können, in dem Sinne, daß in vielen Fällen mit dem Schlechterwerden der Zähne auch das Körpergewicht sinkt resp. zurückbleibt und das Größenwachstum verzögert wird.

2. Wenn diese Entwicklungshemmung ohne Zweifel durch die Karies bedingt sein kann — nach theoretischen logisch einwandfreien Deduktionen —, so ist ein zahlenmäßiger Beweis hierfür noch nicht erbracht worden und dürfte auch nur schwer zu erbringen sein.

Des weiteren bedeutet die Karies insofern eine Gefahr für den Organismus, als kariöse Zähne die Eingangspforte infektiösen Materials sein können. Wenn wir mit der Betrachtung weniger schwerer Infektionen beginnen, so sind zunächst zu nennen die infektiösen Erkrankungen der regionären Lymphdrüsen (Kiefer- und Halslymphdrüsen). Nun sind ja oft diese geschwollenen Drüsen nur Symptome einer Allgemeinerkrankung. In vielen Fällen aber, in in denen ein Allgemeinleiden nicht vorliegt, läßt sich als Ursache für diese Erscheinung nur die Karies der Zähne eruieren. Die Karies muß natürlich schon so weit vorgeschritten sein, daß der harte Zahnmantel ganz perforiert ist, daß also die pathogenen Mikroorganismen in die Pulpa eindringen können. Von hier aus gelangen sie dann auf dem Wege der Lymphbahnen in die Drüsen. Nach Partsch (189) darf nur dann ein Zusammenhang zwischen Drüsenschwellung und Karies angenommen werden, wenn 1. der erkrankte Zahn zum Quellgebiet der geschwollenen Lymphdrüse gehört und 2. die Karies bereits zur Zerstörung der Pulpa geführt hat.

Odenthal (121), der durch einen von Ungar mitgeteilten Fall einer Lymphdrüseninfektion angeregt wurde, größere Ermittelungen anzustellen, untersuchte 987 Kinder und kam dabei zu folgendem Ergebnis:

Ohne Karies und ohne Drüsenschwellung 283 Kinder (28,6%)

„	„	„	mit	„	275	„	(27,8%)
Mit	„	„	ohne	„	5	„	(0,5%)
„	„	„	mit	„	424	„	(42,9%)

Wir sehen also, daß von 429 Kindern mit kariösen Zähnen nur 5 frei von Drüsenschwellungen waren, während von 558 Kindern ohne Karies bei 283 keine Drüseninfektion vorzufinden war.

Des weiteren stellte Hoppe (21) Untersuchungen an und fand, daß von 269 Kindern bei 151 eine Übereinstimmung zwischen Karies der Zähne und Drüsenschwellung bestand.

Auch Körner (73) stellte Untersuchungen nach dieser Richtung hin an. Leider führt das mir zur Verfügung stehende Referat keine Zahlen an.

Durch diese Untersuchungen ist nun in keinem einzigen Falle der Beweis erbracht, daß die Schwellung wirklich von kariösen Zähnen ausgeht. Die Infektion kann ebenso gut — und das ist sogar wahrscheinlicher — von dem entzündeten leicht verletzbaren Zahnfleisch ausgehen. Vor allem also hätte überall das Zahnfleisch auf das peinlichste untersucht werden und der Befund aufgezeichnet werden müssen. Ob sich überhaupt ein einwandfreier Beweis erbringen läßt, daß eine Drüseninfektion von einem kariösen Zahne ausgegangen ist, dürfte einigermaßen zweifelhaft erscheinen. Vielleicht ließe sich eine brauchbare Statistik aufstellen, wenn man die vermutlich schuldigen Zähne extrahierte und dann zusähe, ob die Schwellung vorübergeht. Natürlich müßte vorher konstatiert sein, daß ein Allgemeinleiden nicht vorhanden ist und daß das Zahnfleisch als Eingangspforte nicht in Betracht kommt.

Theoretisch ist immerhin eine Invasion pathogener Mikroorganismen von einem kariösen Zahne aus denkbar. Wie steht es jetzt mit dem gefährlichsten Bazillus, dem Tuberkelbazillus? Kann auch er durch kariöse Zähne in die Lymphbahn gelangen, mit anderen Worten: kann ein kariöser Zahn die Ursache einer tuberkulösen Infektion sein? Diese Frage hat einen ungeheuren Kampf der Meinungen entbrennen lassen. Näher auf denselben einzugehen, dürfte hier nicht der Ort sein. Es seien nur einige Forscher genannt, welche teils vereinzelte Beobachtungen gemacht haben, teils von theoretischer Warte herab ihre Ansicht kund taten: U n g a r, R ü h l e, O d e n t h a l, H o p p e, B e r g t o l d, J e s s e n, L e i s e r, Z a n d y, H e n t z e, S t i c k e r, A n d r e e s e n, H e r o l d, P a r t s c h, C r o n t h a l, R i t t e r, E u l e r u. a. m.

Nach den Forschungen dieser Männer steht unumstößlich fest, daß

1. öfters Tuberkelbazillen sich in kariösen Zähnen vorfinden,

2. gleichzeitig mit solchen kariösen Zähnen tuberkulöse Drüsenschwellungen vorkommen.

E u l e r (190) hat einen solchen Fall beschrieben (eigene Beobachtung), der auch den oben zitierten Anforderungen Partschs genügt. Wir müssen also diese Beobachtung Eulers als Beweis dafür ansehen, daß von einem kariösen Zahn aus der Tuberkelbazillus in den Körper eindringen kann. Dieser Weg ist aber unzweifelhaft selten.

Professor Dr. M ö l l e r (191) konnte deswegen mit Recht auf dem V. internationalen zahnärztlichen Kongreß zu Berlin folgende Leitsätze aufstellen:

„1. Die Tuberkulose kann mit gleichem Rechte, wie sie eine Wohnungskrankheit genannt wird, auch als Ernährungskrankheit bezeichnet werden. Schlechte Mundpflege des Kindes verursacht eine schlechte Ernährung und schlechte Entwickelung (Anämie, Chlorose, Magenleiden und Unterernährung) und schafft somit die Disposition zur Tuberkulose.

2. Schlechte Mundpflege fördert die Ansiedelung der Tuberkelbazillen in der Mundhöhle des Kindes und begünstigt die Mundhöhlenschleimhaut und die lymphoiden Organe als bequemste Eingangspforte für das tuberkulöse Virus.

3. Zahnkaries ist unter Kindern ungemein verbreitet und fördert indirekt durch Verletzungen und Schrunden der Mundschleimhaut das Eindringen der Tuberkelbazillen in den kindlichen Organismus. Zahnkaries verursacht vielfach eine infektiöse Erkrankung der Kiefer- und Hals-

lymphdrüsen und setzt ihre Widerstandsfähigkeit gegen Tuberkelbazillenansiedelung herab.

4. Der schmutzige Mund und Zahnbelag ist eine der wichtigsten Quellen für die Infektion mit Tuberkelbazillen im Kindesalter und die ungepflegte Mund- und Rachenschleimhaut eine der häufigsten Eingangspforten für die Tuberkelbazillen. Der ungepflegte Mund bildet einen natürlichen „Brutschrank" und guten „Nährboden" für Tuberkelbazillenwucherung; der Belag bildet sich besonders in Gingivaltaschen, Zahnlücken und am Zahnfleischrand. Die primäre Mundschleimhauttuberkulose beweist die Ansiedelungsfähigkeit der Tuberkelbazillen in der Mundhöhle.

5. Die ungepflegte leicht durchgängige Mundschleimhaut des Kindes bietet eine viel tausendfach größere Angriffsfläche und Invasionspforte für die Tuberkelbazillen, als die an Lymphbahnen armen kariösen Zähne.

6. In kariösen Zähnen sind bei nicht lungenkranken Kindern sehr selten Tuberkelbazillen zu finden; dagegen im Mundbelag öfters."

Zu erwähnen sind ferner nervöse Erscheinungen, welche in ihrer Ursache auf kariöse Zähne zurückgeführt werden können. Vor allem sind hier zu nennen gewisse Neuralgien: Die Gesichtsneuralgie oder Trigeminusneuralgie, sogenannter Kopfrheumatismus, Ohrenreißen usw. Auch zwischen der Epilepsie und der Zahnkaries kann ein Zusammenhang vorhanden sein. Zwei Fälle sind mir aus der Literatur bekannt, in denen nach Sanierung der Mundverhältnisse die epileptischen Krampfanfälle aufhörten. Den einen behandelte Ritter (192), den anderen von Schwartzkopff beobachteten teilt Ritter (81) mit. Howell (193) berichtet über eine etwas wunderbar klingende Heilung einer geistesschwachen Jungfrau von ihrem Leiden durch zahnärztliche Behandlung.

Ferner soll die Karies gelegentlich auch die Ursache zur Auslösung von psychopathischen Zuständen sein, zumal wenn eine erbliche Belastung vorhanden ist. Nach Ritter (81) hat Kaczorowski fünf Fälle beobachtet, „in denen nach Heilung der Mundfäule in auffallend kurzer Zeit die Nahrungsverweigerung und gleichzeitig die Exaltation zu weichen begannen, wenn auch die Halluzinationen noch einige Zeit bestanden". Einen ähnlichen Fall beobachtete Ritter selbst.

Bei der Beurteilung all dieser Fälle ist natürlich größtes Mißtrauen am Platze. Es feiert hier der alte Satz: Post hoc propter hoc Triumphe, trotz des Mangels an jeglicher Logik.

Durch die Karies können weiterhin viele Ohrenkrankheiten verursacht werden. Ritter (81) berichtet über Forschungen von Maggiore und Gradenigo, die in 54 Krankheitsfällen des Mittelohrs (Otitis media) als Krankheitserreger im Ohr solche Mikroben fanden, die im allgemeinen nur in der Mundhöhle vorkommen. Da Mundhöhle und Mittelohr kommunizieren, ist eine solche Übertragung nicht von der Hand zu weisen.

Der Zusammenhang zwischen Augen- und Zahnkrankheiten ist auch der Laienwelt von alters her schon bekannt gewesen. Man denke nur an den Augenzahn, vor dessen Extraktion auch heute noch so manche zurückschrecken aus Furcht vor einer Augenkrankheit. Die medizinische Wissenschaft hat sich denn auch von jeher dieses sehr schwierigen Problems mit großer Liebe angenommen. Näher darauf einzugehen, dürfte aber im Rahmen dieser Arbeit nicht angebracht sein.

VI. Kapitel. Karies und geistige Leistungsfähigkeit.

In dem vorigen Kapitel habe ich der Korrelationen Erwähnung getan, welche bestehen zwischen Karies der Zähne und körperlicher Entwickelung. Es wurde festgestellt, daß es eine Erfahrungstatsache sei, daß durch ein schlechtes Gebiß ein Mensch besonders in seiner Jugend sehr in der Entwickelung gehemmt werden könne, daß es aber sehr schwierig sei, diese Tatsache durch eine einwandfreie Statistik zu erhärten. Nun ist es schon von alters her eine bekannte Erscheinung, daß zwischen dem körperlichen Zustand eines Individuums und seiner geistigen Leistungsfähigkeit wechselseitige Beziehungen bestehen. Mens sana in corpore sano. Durch Krankheiten des Körpers oder auch einzelner Organe kann die geistige Spannkraft zeitweise vermindert oder gar ganz gelähmt werden. So kann auch durch die Karies der Zähne unzweifelhaft eine Beeinflussung der geistigen Kräfte in ungünstigem Sinne bewirkt werden. Denken wir nur an die infolge der Karies ausgelösten Schmerzen, so kann gerade bei Schulkindern dieser Schmerz nicht allein die Aufmerksamkeit vernichten, sondern sogar die Kinder für jede geistige Anregung unempfänglich machen. In solchen oder ähnlichen Fällen wird natürlich die Leistungsfähigkeit der Kinder nur für kürzere Zeit verringert, ohne daß sie dadurch in der Regel dauernd Schaden litten. Aber es hat auch nicht an Versuchen gefehlt, einen direkten Zusammenhang zwischen dem Zustand des Gebisses und der Intelligenz zu konstruieren. Daß ein solcher zwischen allgemeinem Gesundheitszustand und geistiger Leistungsfähigkeit besteht, wurde schon erwähnt und dürfte über jeden Zweifel erhaben sein.

Röse (194) hat Erhebungen nach dieser letzten Richtung hin angestellt. Als Gradmesser der Intelligenz wurden die Zensuren herbeigezogen. Es ergab dieses Verfahren natürlich reichliche Schwierigkeiten, die Röse aber mehr oder weniger aus dem Wege zu räumen wußte. Er unterschied vier Grade der Zensur und fand, daß die Kinder mit dem geringsten Körpergewicht und der geringsten Körpergröße auch die schlechtesten Zensuren aufzuweisen hatten. Die Resultate der in den schon erwähnten zwei Städten gemachten Erhebungen mögen folgende Tabellen veranschaulichen.

Tab. 1. Dresden (2805 Kinder).

Durchschnitts-zensur	Durchschnittliches Körpergewicht in kg	Durchschnittliche Körpergröße in cm
I, Ib	27,4	130,0
IIa, IIb, II	26,2 (— 1,2)	126,3 (— 3,7)
IIIa, III, IIIb	26,2 (— 1,2)	126,0 (— 4,0)
IV, V	23,2 (— 4,2)	118,6 (— 11,4)

Tab. 2. Nordhausen. a) alle Kinder (3868), b) 1290 Knaben.

Durchschnitts-zensur	Durchschnittliches Körpergewicht in kg		Durchschnittliche Körpergröße in cm	
	a)	b)	a)	b)
I	31,4	29,8	133,8	132,3
II	30,2 (— 1,2)	28,6 (— 1,2)	131,8 (— 2,0)	129,3 (— 3,0)
III	29,1 (— 2,3)	28,1 (— 1,7)	130,0 (— 3,8)	128,7 (— 3,6)
IV	29,0 (— 2,4)	28,4 (— 1,4)	129,3 (— 4,5)	128,2 (— 4,1)
V	27,7 (— 3,7)	22,7 (— 7,1)	126,0 (— 7,8)	117,5 (— 14,8)

Wenn also aus diesen Zahlen die Kongruenz der in Frage stehenden Faktoren mit hinreichender Deutlichkeit zutage tritt, und andererseits ein wechselseitiges Verhältnis zwischen körperlichem Entwicklungszustand und Karies der Zähne außer Zweifel steht, so liegt es auch nahe, einen Schritt weiter zu gehen und zu sagen: Auch zwischen Karies und geistiger Leistungsfähigkeit bestehen gewisse Korrelationen. Röse ging auch gleich daran, diesen theoretisch deduzierten Satz durch Zahlen zu beweisen.

Die Tabellen 3—12 (S. 92 und 93) berichten von seinen Erfolgen. In Clingen finden wir das direkte Gegenteil. Die Kinder mit den besten Zensuren haben die schlechtesten Zähne. In Weißensee herrscht ein regelloses Durcheinander. Die Resultate in Frankenhausen ähneln denen in Clingen, während in den übrigen Untersuchungsgebieten charakteristische Übereinstimmungen zwischen Karies und Zensur nicht geleugnet werden können. Da Röse für die Erscheinungen in Clingen, Weißensee und Frankenhausen nicht nur geistreiche, sondern auch wahrscheinlich klingende Kausalmomente ins Feld führt, wäre es verfehlt, diese nicht zu den wohlbegründeten Ausnahmen rechnen zu wollen. Das auffällige Sinken

Die Beziehungen zwischen den einzelnen Zensurgraden und der durchschnittlichen Güte des Gebisses.

Tab. 3.   Clingen.   243 Kinder.

Zensur	Anzahl der Kinder	Durchschnittszahl der erkrankten Zähne	Durchschnittlicher Prozentsatz der erkrankten Zähne
I	12	5,0	19,5
II	51	3,3	13,3
III	109	2,9	11,5
IV	51	2,2	8,8
V	19	2,6	10,6
Durchschnitt:	243	2,9	11,7

Tab. 4. Weißensee. 395 Kinder (bei denen die Zensuren vermerkt waren).

Zensur	Anzahl der Kinder	Durchschnittszahl der erkrankten Zähne	Durchschnittlicher Prozentsatz der erkrankten Zähne
I	25	3,5	14,3
II	104	3,4	13,4
III	91	3,5	14,4
IV	101	3,3	13,2
V	35	4,9	19,4
Durchschnitt:	395	3,5	14,1

Tab. 5.   Frankenhausen. 461 Knaben der Volksschule.

Zensur	Anzahl der Kinder	Durchschnittszahl der erkrankten Zähne	Durchschnittlicher Prozentsatz der erkrankten Zähne
I	45	4,8 (4,8)	18,8 (19,6)
II	150	4,8 (4,7)	19,6 (19,3)
III	202	4,1 (3;6)	16,4 (14,5)
IV	64	4,4 (4,2)	17,5 (17,4)
Durchschnitt:	461	4,4	17,8

Tab. 6.   Leuben b. Riesa. 310 Kinder.

Zensur	Anzahl der Kinder	Durchschnittszahl der erkrankten Zähne	Durchschnittlicher Prozentsatz der erkrankten Zähne
I, Ib	1	2,0	8,0
IIa, II, IIb	106	4,8	19,5
IIIa, III, IIIb	171	5,0	20,2
IV, V	32	5,0	20,1
Durchschnitt:	310	4,9	19,9

Tab. 7.   Kötzting. 248 Knaben.

Zensur	Anzahl der Kinder	Durchschnittszahl der erkrankten Zähne	Durchschnittlicher Prozentsatz der erkrankten Zähne
I	23	6,3	25,8
II	44	7,5	30,7
III	54	7,6	31,3
IV	52	8,4	33,9
V	51	9,3	37,3
VI	19	4,8	19,2
VII	5	9,5	39,5
Durchschnitt:	248	8,2	33,3

Tab. 8. Kötzting. 234 Mädchen.

Zensur	Anzahl der Kinder	Durchschnittszahl der erkrankten Zähne	Durchschnittlicher Prozentsatz der erkrankten Zähne
I	63	7,2	28,7
II	61	8,3	33,4
III, IV, V	107	8,8	35,9
VI, VII	3	10,0	44,1
Durchschnitt:	234	8,3	33,4

Tab. 9. Nordhausen. Alle Kinder = 3868.

I + II	1507	8,4 (8,4)	33,4 (33,9)
III + IV	2311	8,9 (9,0)	35,5 (36,3)
V	50	10,4 (10,1)	41,5 (40,9)
Durchschnitt:	3868	8,7	34,8

Tab. 10. Nordhausen. Alle Knaben der Volksschule = 1290 Kinder.

I	47	8,1	32,7
II	431	8,4	33,6
III	639	8,9	35,5
IV	162	8,9	35,7
V	11	12,0	50,6
Durchschnitt:	1290	8,7	34,9

Tab. 11. Dresden. 16. Bezirksschule = 1155 Kinder.

I, I b	22	7,5 (7,2)	30,4 (29,1)
II a, II, II b	503	8,7 (8,7)	35,5 (36,0)
III a, III, III b	583	9,0 (8,7)	36,7 (36,0)
IV, V	47	9,9 (9,3)	40,7 (38,1)
Durchschnitt:	1155	8,9	36,2

Tab. 12. Dresden. Katholische Schulen = 2805 Kinder (bei denen die Zensuren vermerkt waren).

I, I b	60	8,9	35,4
II a, II, II b	1138	9,2	37,1
III a, III, III b	1537	9,2	37,0
IV, V	70	11,1	45,3
Durchschnitt:	2805	9,3	37,4

der Frequenzzahl kariöser Zähne in Kötzting von der 5. zur 6. Zensurstufe erklärt Röse so, daß die Note VI — auf Grund einer verschieden streng gehandhabten Zensurierung — „fast ausnahmslos an ältere Knaben im besser bezahnten Lebensalter ausgeteilt" worden war, und daß er infolgedessen keine Einzeldurchschnitte berechnen konnte.

Die untersuchten Kinder in Dresden und Nordhausen hat Röse dann noch in das von ihm beliebte — im vorigen Kapitel des näheren besprochene — Schema eingeordnet und dabei die in der folgenden Tabelle wiedergegebenen Ergebnisse gewonnen.

Die Beziehungen zwischen der Güte des Gebisses und der Durchschnittszensur bei 6673 Schulkindern in Dresden und Nordhausen.

Tab. 13. Dresden (1155 Kinder).

Zustand des Gebisses	Durchschnittszensur	
	634 Mädchen	521 Knaben
1. Bessere Gebisse (0— 6 kranke Z.)	5,44	5,68
2. Schlechte Gebisse (7—12 kranke Z.)	5,51 (— 0,07)	5,87 (— 0,19)
3. Sehr schl. Gebisse (13—21 kranke Z.)	5,71 (— 0,27)	6,0 (— 0,32)

Tab. 14. Dresden und Nordhausen (6673 Kinder).

Zustand des Gebisses	Durchschnittszensur			
	Kathol. Schule in Dresden	Knabenvolksschule in Nordhausen	Mädchenvolksschule in Nordhausen	Mittelschule u. höh. Töchterschule in Nordhausen
1. Gute Gebisse (0— 4 kr. Z.)	5,6	2,64	2,65	2,62
2. Mittelg. Gebisse (5— 9 kr. Z.)	5,6	2,65 (— 0,01)	2,67 (— 0,02)	2,62
3. Schlechte Geb. (10—14 kr. Z.)	5,8 (— 0,2)	2,74 (— 0,10)	2,72 (— 0,07)	2,68 (— 0,06)
4. Sehr schl. Geb. (15 u. m. kr. Z.)	6,0 (— 0,4)	2,80 (— 0,16)	2,77 (— 0,12)	2,78 (— 0,16)

Tab. 15. Gesamtübersicht (6673 Kinder).

Zustand des Gebisses	Durchschnittszensur
1. Gute Gebisse (0— 4 kranke Zähne)	3,75
2. Mittelgute Gebisse (5— 9 kranke Zähne)	3,79 (— 0,04)
3. Schlechte Gebisse (10—14 kranke Zähne)	3,96 (— 0,21)
4. Sehr schlechte Gebisse (15 u. m. kranke Zähne)	4,15 (— 0,40)

Also auch diese Zahlen lassen keinen Zweifel aufkommen an dem Vorhandensein wechselseitiger Beziehungen zwischen Karies und geistiger Leistungsfähigkeit. Daß diese Wechselbeziehungen nur dem vermittelnden Boden des körperlichen Gesundheitszustandes ihre Existenz verdanken, bedarf wohl höchstens der Erwähnung.

Nun hat Röse es sich nicht versagen können, die letzte Tabelle in 9 nach Schuljahren differenzierte Rubriken zu zerlegen.

Tab. 16.

Zustand des Gebisses	Durchschnittszensur im Alter von								
	6 Jahren	7 Jahren	8 Jahren	9 Jahren	10 Jahren	11 Jahren	12 Jahren	13 Jahren	14 Jahren
1. Gute Geb. (0— 4 kr. Z.)	4,37	3,75	3,67	3,52	4,01	4,09	3,86	3,94	2,58
2. Mittelg. G.	4,26	3,79	3,60	3,93	3,97	3,99	3,87	3,83	2,83
(5— 9 kr. Z.)	(+ 0,11)	(— 0,04)	(+ 0,07)	(— 0,41)	(+ 0,04)	(+ 0,10)	(— 0,01)	(+ 0,11)	(— 0,25)
3. Schlechte G.	4,58	3,83	3,86	4,03	4,23	3,98	4,12	4,14	2,83
(10—14 kr. Z.)	(— 0,21)	(— 0,08)	(— 0,19)	(— 0,51)	(— 0,22)	(+ 0,11)	(— 0,26)	(— 0,20)	(— 0,25)
4. Sehr schl. G.	4,81	4,31	4,12	4,31	4,25	4,13	4,26	4,45	2,70
(15 u. m. kr. Z.)	(— 0,44)	(— 0,56)	(— 0,45)	(— 0,79)	(— 0,24)	(— 0,04)	(— 0,40)	(— 0,51)	(— 0,12)

Da müssen wir leider konstatieren, daß die einzelnen Bausteine, aus denen die Gesamtübersicht aufgebaut ist, nicht die Regelmäßigkeit zeigen, die zu erwarten man wohl berechtigt gewesen wäre. Vor allem auffällig ist, daß in über der Hälfte der Fälle die Gruppe II bessere Zensuren hat als Gruppe I. Wenn die Gruppen wenigstens auf gleicher Stufe blieben, ließe sich diese Erscheinung unschwer erklären; aber in diesem Falle versagt jede Spekulation. Es sind deswegen die Tabellen 13, 14, 15 nur mit gewisser Vorsicht für allgemein gültige Schlußfolgerungen zu benutzen. Immerhin dürfen wir mit der Wahrscheinlichkeit rechnen, daß in größerem Maßstabe angelegte Beobachtungen das Ergebnis der Gesamtübersicht in Tabelle 15 bestätigen würden.

Über mehr interessante als wissenschaftliche Experimente (195) möchte ich noch aus Amerika berichten. Hier sind weder Private noch Behörden für Errichtung öffentlicher Zahnpflegestätten zu gewinnen. Deswegen unternahmen es einige findige amerikanische Zahnärzte, den Ungläubigen „Beweise" zu erbringen, daß eine rationelle Zahnpflege unbedingt notwendig sei, und daß die Folgen einer solchen überaus heilsam wären. Der Referent der „Schulzahnpflege" schreibt:

„Es wurden zu diesem Zweck aus dem ärmsten Stadtteil von Cleveland, wo hauptsächlich Ausländer wohnen, und zwar aus der Marionschool, die von 1000 Kindern besucht wird, 40 Kinder ausgewählt, die sehr schlechte Zähne hatten, fast gar keine Mundpflege zeigten und in bezug auf die Ernährung und Wohnung in Anbetracht der Armut ihrer Eltern viel zu wünschen übrig ließen. Die Kinder zeigten in der Schule minderwertige Leistungen. Es wurde eine Krankenschwester angestellt, welche die Zahnärzte und die Lehrer in der Beobachtung und Unterweisung dieser 40 Kinder in bezug auf Mundpflege und ordnungsmäßiges Kauen der Nahrung unterstützte. Gerade in bezug auf die Ernährung machte man die Beobachtung, daß die Kinder hauptsächlich Flüssigkeiten zu sich nahmen, in die sie ihr trockenes Brot einstippten. Man fand, daß manche Kinder bis zu fünf Tassen Kaffee bei jeder Mahlzeit tranken. Den 40 Kindern wurden in der Schule zwei Mahlzeiten verabfolgt, um den Kauakt zu prüfen und ihnen in dieser Beziehung Anweisungen zu geben.

Die Zahnärzte in Cleveland glauben aus ihren Experimenten den Schluß ziehen zu dürfen, daß gesunde Mundverhältnisse und guter Kauakt imstande sind, nicht nur das körperliche Befinden zu heben, sondern auch eine große Wirkung auf die geistigen und sittlichen Fähigkeiten hervorrufen. Man wird nicht umhin können, diese Schlüsse im großen und ganzen als zuweitgehend und vor allem als zu wenig bewiesen zu bezeichnen, denn die Herren haben vergessen, die allgemeine Körperbeschaffenheit exakt zu prüfen; ferner auch anzunehmen, daß durch diese außerordentliche Fürsorge, die mit diesen 40 Kindern vorgenommen wurde, eine Wirkung auch in allgemeiner Beziehung erzielt wurde, die für das Resultat ebenfalls in Anrechnung gebracht werden müßte. Ferner ist auch nicht ganz klar, ob die Art und die Menge der Nahrung bei den Schulspeisungen von einer besseren Beschaffenheit war, als die Kinder in Anbetracht der Armut ihrer Eltern gewohnt sind. Wenn ich also die behandelten Fälle, wie sie im Dental Digest veröffentlicht worden sind, hier veröffentliche, so geschieht es nur aus Interesse und zur Kenntnisnahme, muß aber die Berechtigung der Schlußfolgerungen dem Autor selbst überlassen. Es ist auch nicht möglich, sämtliche 40 Fälle hier zu veröffentlichen, sondern nur eine geringe Anzahl; die Fälle werden in vier Abteilungen geteilt, die erste zeigt eine Verbesserung von 100 Prozent, die zweite von 50 Prozent, die dritte von 10—50 Prozent und eine vierte mit geringerer oder gar keiner Verbesserung. Die letzte Gruppe ist zur Zeit noch nicht abgeschlossen. Die Feststellung der Verbesserungen geschah nach Prüfung und Zeugnissen der Schulbehörde. Es mag interessant sein, in welcher Weise die Proben angestellt worden sind.

„I. Gedächtnisprobe. Nachdem ein 65 cm langes, 18 cm breites mit mehreren Reihen Zahlen versehenes Stück Pappe den Kindern 45 Sekunden zur Ansicht vorgehalten wurde, sollten sie nach Entfernung der Pappe möglichst viele Zahlen auswendig aufschreiben, und zwar die wagrecht stehenden Zahlen.

II. Unmittelbare Gedankenverbindungsprobe. Ein liniiertes, mit Wörtern versehenes Stück Papier wurde mit der Schrift nach unten gekehrt auf die Schulpulte gelegt und auf Kommando umgedreht. Das links in jeder Linie stehende Wort sollte, indem es als Subjekt diente, durch ein sinnverwandtes Wort ergänzt werden. Zeitdauer 85 Sekunden.

III. Additionsprobe. Verfahren wie bei Probe I. Die Zahlen sollten kolonnenweise addiert werden. Zeitdauer zwei Minuten.

IV. Konträre Gedankenverbindungsprobe. Bildet das Gegenteil zur Probe II. Verfahren wie bei II. Die Wörter sollten durch Wörter von entgegengesetzter Bedeutung ersetzt werden. Zeitdauer 85 Sekunden.

V. Probe auf die Schnelligkeit und Genauigkeit des Auffassungsvermögens. Ein mit Lettern versehenes Stück Papier wurde auf Kommando umgewendet. Jedes große A sollte mit einem einzigen Strich von den Kindern durchstrichen werden.

Ich gebe nunmehr einzelne Fälle wieder, wie sie im Dental Digest veröffentlicht sind. Die Zeugnisse sind von der Clevelander Schulbehörde ausgestellt worden.

Erste Abteilung: Verbesserung 100 Prozent oder mehr.

Fall I. Morris Krause, 10 Jahre alt, 4. Schulklasse. Familie besteht aus Eltern und 5 Kindern; Vater ist als Mützenmacher beschäftigt. Zähne weniger schlecht als bei manchen anderen Kindern. Lediglich aus dem Grunde gewählt, um die Wirkung gesunder Zähne auf einen verkommenen Charakter zu ersehen.

Schwerster Schüler der Schule, schwänzte, widerspenstig, listig, schlecht ernährt, blutarm.

Nach Beseitigung der schlechten Mundverhältnisse kann er nicht genug gelobt werden, ist körperlich viel kräftiger, ruhig, gehorsam und der Schularbeit gewachsen. Hat gute Manieren, besucht fleißig die Schule.

Behandlung: Tötung des freiliegenden Nerven eines oberen Molaren und Wurzelfüllung. Außerdem werden 7 Zähne gefüllt (6 Amalgam- und 8 Zementfüllungen).

Schulzeugnis. Um ein Jahr zurückgeblieben.

	Zu Beginn des Schuljahres	Jetzt
Lernfähigkeit	mittelmäßig	gut
Fleiß	„	mäßig
Besuch	sehr schlecht	regelmäßig
Betragen	schlecht	mäßig

Psychologisches Zeugnis.

	Zu Beginn der Behandlung %	jetzt %	Gewinn %	Verlust %
Gedächtnis	20	33,3	66,5	—
Gedankenverbindungsvermögen	29,2	44,5	52	—
Addition	30	35	16,5	—
Konträre Gedankenverbindung	5	46	820	—
Auffassungsvermögen	27	41	66,7	—

Gesamtgewinn 204,3 %

Verlust —.

Abteilung I. Fall II. Hannah Cohen, 13 Jahre alt, 4. Schulklasse. Familie besteht aus der Mutter und 5 Kindern. Vater gestorben. Familie wird ernährt durch die älteste Tochter, die Näherin ist.

Sehr schlechte Mundverhältnisse. Zähne zerstört und grün belegt. Litt an Verstopfung. Stumpfsinnig, ohne Lebenslust. Jetzt gute Zähne. Verstopfung gehoben: klarer Teint, gute Gesichtsfarbe, 16 kariöse Zähne. Behandlung bestand in 10 Amalgam- und 15 Zementfüllungen.

Schulzeugnis. Um drei Jahre zurückgeblieben.

	Zu Beginn des Schuljahres	Jetzt
Lernfähigkeit	schlecht	mäßig
Fleiß	gut	gut
Besuch	unregelmäßig	regelmäßig
Betragen	mäßig	gut

Psychologisches Zeugnis.

	Zu Beginn der Behandlung %	Jetzt %	Gewinn %	Verlust %
Gedächtnis	34,9	38,3	9,74	—
Gedankenverbindungsvermögen	8,3	21,5	159	—
Addition	12	19	57,66	—
Konträre Gedankenverbindung	3	21,5	616,66	—
Auffassungsvermögen	3	3	—	—

Gesamtgewinn 168,6 %.

Abteilung II. Verbesserung 50 % oder mehr.

Fall III. Berta Semlakowsky, 15 Jahre alt, 6. Klasse. Familie besteht aus Eltern und 6 Kindern. Vater als Schneider $^3/_4$ des Jahres beschäftigt.

Mundverhältnisse schlecht, Zähne zum ersten Male behandelt, einige mußten ausgezogen werden. Litt an Leberleiden, Schwindelanfällen, Verstopfung. Teint widerwärtig aussehend, fahl. Mutter kränklich, nervös. Trotz der ungünstigen Umgebung macht das Mädchen überall Fortschritte.

Mundverhältnisse jetzt gesund, Mundpflege gut. Schwindelanfälle haben nachgelassen, Teint klar. Hautausschlag jetzt auf die Stirnfläche beschränkt. Aussehen sowie Benehmen besser. Die Behandlung bestand in Tötung zweier entblößter Pulpen, Wurzelfüllung. Außerdem noch 9 Zähne behandelt. 8 Amalgam-, 6 Zement-, 3 Guttaperchafüllungen.

Schulzeugnis. Um 3 Jahre zurückgeblieben.

	Zu Beginn des Schuljahres	Jetzt
Lernfähigkeit	schlecht	mäßig
Fleiß	mäßig	gut
Besuch	unregelmäßig	regelmäßig
Betragen	schlecht	mäßig

Psychologisches Zeugnis.

	Zu Beginn der Behandlung %	Jetzt %	Gewinn %	Verlust %
Gedächtnis	50	34,95	—	30,1
Gedankenverbindungsvermögen	77,55	94,05	21,27	—
Addition	25	19	—	24
Konträre Gedankenverbindung	12	53	341	—
Auffassungsvermögen	51,5	25,25	7,2	—

Gesamtgewinn 63,07 %.

Abteilung III. Verbesserung über 10 % und unter 50 %.

Diese Abteilung umfaßte die meisten Fälle.

Fall IV. Joseph Todd, 16 Jahre alt, 7. Klasse. Familie besteht aus den Eltern und 6 Kindern. Vater als Aufseher beschäftigt.

Mundverhältnisse sehr schlecht. Zähne und Zahnfleisch durch Krankheit angegriffen. Schwächlich, in ärztlicher Behandlung wegen mangelhafter Knochenbildung. Lief erst mit 3 Jahren. Im zehnten Lebensjahr hatte er Typhus. Trat mit 7 Jahren erst in die Schule.

Hier läßt sich eine allgemeine Verbesserung feststellen. Viel kräftiger und eifriger, scheint allem gewachsen. Mundverhältnisse jetzt gesund. Nach seinem früheren Verhalten zu urteilen, hätten die Zahnärzte solche Fortschritte für ausgeschlossen gehalten.

Es wurden 9 schlechte Zähne behandelt, 7 Amalgam-, 4 Zement-, 4 Guttaperchafüllungen.

Schulzeugnis. Um 1 Jahr zurückgeblieben.

	Zu Beginn des Schuljahres	Jetzt
Lernfähigkeit	mäßig	gut
Fleiß	„	„
Besuch	regelmäßig	regelmäßig
Betragen	mäßig	gut

Psychologisches Zeugnis.

	Zu Beginn der Behandlung $^0/_0$	Jetzt $^0/_0$	Gewinn $^0/_0$	Verlust
Gedächtnis	66,5	69,9	5,1	—
Gedankenverbindungsvermögen	42,2	52,8	14,28	—
Addition	18	30	66,66	—
Konträre Gedankenverbindung	28	50	78,54	—
Auffassungsvermögen	39	54	38,41	—

Gesamtgewinn 40,59 $^0/_0$.

Abteilung III (Fortsetzung). Fall V. Sol. Katzel, 14 Jahre alt, 7. Klasse. Familie besteht aus 11 Personen. Vater Inhaber eines kleinen Kolonialgeschäfts. Blasser, nervöser Straßenjunge, unzuverlässig, streitsüchtig. Zähne und Zahnfleisch schlecht.

Geistige und körperliche Verbesserung. Er hält jetzt im starken Gegensatz zu seiner früheren Nachlässigkeit, die Zähne sauber. Bei ihm dauerte die Erziehung zu einer guten Mundpflege am längsten. Es mußte ihm mit der Ausweisung aus der Schule gedroht werden.

Zwei Molaren mit entblößten Pulpen. Nur einer konnte durch Behandlung und Wurzelfüllung gerettet werden.

Die empfindlichen Molaren wurden mit Höllenstein behandelt. 13 Zähne gefüllt, 4 Amalgam-, 11 Zement-, 5 Guttaperchafüllungen.

Schulzeugnis.

	Zu Beginn des Schuljahres	Jetzt
Lernfähigkeit	gut	gut
Fleiß	mäßig	„
Besuch	regelmäßig	regelmäßig
Betragen	ungezügelt	gut

Psychologisches Zeugnis.

	Zu Beginn der Behandlung $^0/_0$	Jetzt $^0/_0$	Gewinn $^0/_0$	Verlust $^0/_0$
Gedächtnis	44,8	51,6	15,1	—
Gedankenverbindungsvermögen	41,2	77,5	88	—
Addition	62	69	11,3	—
Konträre Gedankenverbindung	53	75	41,6	—
Auffassungsvermögen	35,2	50,5	43,4	—

Gesamtgewinn 39,88 $^0/_0$.“

VII. Kapitel. Karies und Militärtauglichkeit.

Wenn die Karies die körperliche Entwicklung in erheblichem
Maße beeinträchtigen kann, und zwar schon in jugendlichem Alter,
so ist es von Interesse, zu prüfen, ob sich ihr Einfluß auch auf die
Militärtauglichkeit geltend macht. Röse (143) hat bei Untersuchungen an Musterungspflichtigen gefunden, daß die Tauglichen
in der Regel bessere Zähne haben als die Nichttauglichen. Aus
der beigegebenen Tabelle 1 ersehen wir aber zugleich, daß die
Tauglichen ebenfalls in ihrer körperlichen Entwicklung mehr vorange-
schritten sind als die Nichttauglichen. Es ist dies ja eigentlich selbstver-
ständlich, und so ist die Tatsache, daß die Tauglichen, also die
besser entwickelten Leute, auch bessere Zähne haben, nicht weiter
auffällig. Es fragt sich nur: Sind die schlechten Zähne die Ursache
der Untauglichkeit oder sind sie gleichzeitig mit der mangelhaften
körperlichen Entwicklung nur die Symptome eines tiefer wurzelnden
Übels. Die Antwort lautet: Es ist wohl möglich, daß die Karies als
alleinige Ursache in Betracht kommt, aber ein zahlenmäßiger Beweis
hierfür läßt sich aus den Tabellen nicht herauslesen. Röse wollte
aber zum mindesten den Beweis erbringen, daß in gleichem Maße
wie die Zähne schlechter werden, die Tauglichkeit sich verringert.
Zu diesem Zweck stellt er nebenstehende uns zum Teil schon bekannte Tabelle 2 auf. Wenn wir zunächst die erste und die letzte
Rubrik vergleichen, so sehen wir, daß mit 3 Ausnahmen der Tauglichkeitsprozentsatz entsprechend der Verschlechterung des Gebisses
sinkt. Von den drei Ausnahmen springt vor allem eine in die
Augen. In der Stadt Dresden nämlich stellen die Leute mit den
schlechtesten Zähnen den zweithöchsten Prozentsatz der Tauglichen.
Eine direkte Erklärung hierfür gibt Röse nicht. Wohl erwähnt er,
daß die Bäcker — aus Gründen, die in einem früheren Kapitel besprochen wurden — in Dresden trotz schlechtester Zähne einen
hohen Prozentsatz an Tauglichen stellen. Um nun die Beeinflussung
durch diese Kategorie in der 4. Gruppe auszuschalten, stellt er eine
neue Tabelle für Dresden auf, in der die Bäcker nicht mitgerechnet
sind. Gleichzeitig aber schaltet Röse die zahnärztlich Behandelten
aus, und darin liegt ein Gedankenfehler; denn letztere zeigen in
Dresden zwar ein höheres Gewicht als die Nichtbehandelten, aber
sie weisen trotzdem einen bedeutend geringeren Tauglichkeitsprozentsatz auf, wie die — in anderem Zusammenhange von Röse
aufgestellte — Tabelle 3 zeigt. Es erklärt sich dies daraus, daß
beinahe die Hälfte dieser Leute — von 307 waren es 140 — zu
den sogenannten Kopfarbeitern (Kaufleute, Schreiber, Lehrer usw.)
gehören. „Diese Kopfarbeiter bilden" nach Röse „überall eine besondere Auslese aus der Gesamtbevölkerung. Sie haben in der

Tab. 1. Auslese der diensttauglichen Soldaten aus der Gesamtbevölkerung hinsichtlich Gewicht, Größe u. Zahnkaries.

Untersuchungsort		Anzahl	Körpergewicht kg	Körpergröße cm	Durchschnittszahl der kranken Zähne	Prozentsatz der kranken Zähne
1. Sächsische Schweiz	Taugliche	46	63,0	166,2	8,0	27,6
Zugewanderte u. Halbeinheim.	Nichttaugl.	101	55,3	163,2	10,7	36,4
2. Stadt Coburg	Taugliche	67	62,5	166,0	6,3	21,3
	Nichttaugl.	77	56,4	164,8	8,8	29,6
3. Stadt Gotha	Taugliche	140	61,8	166,1	8,0	26,9
	Nichttaugl.	206	55,5	164,1	9,7	32,7
4. Landratsamt Samter . . .	Taugliche	39	—	—	5,9	19,8
Einheimische Deutsche . .	Nichttaugl.	75	—	—	7,7	25,5
5. Landratsamt Samter . . .	Taugliche	12	61,0	166,4	6,2	20,7
Zugewanderte Deutsche . .	Nichttaugl.	45	56,6	165,6	7,8	26,2
6. Herzogtum Gotha	Taugliche	136	62,3	166,8	7,2	24,0
Zugewanderte u. Halbeinheim.	Nichttaugl.	176	56,2	164,2	8,7	29,2
7. Schwarzburg-Sondershausen .	Taugliche	23	58,7	165,0	6,7	22,4
Zugewanderte u. Halbeinheim.	Nichttaugl.	54	56,9	165,0	8,2	27,5
8. Sächsische Schweiz	Taugliche	180	63,0	166,0	11,5	38,6
Einheimische	Nichttaugl.	337	55,9	163,4	12,8	43,3
9. Stadt Nordhausen	Taugliche	120	61,2	165,9	9,4	31,8
	Nichttaugl.	191	56,0	167,3	10,5	35,1
10. Herzogt. Gotha: Einh. Land-	Taugliche	234	62,0	165,5	8,1	27,3
völkerung d. kalkärm. Gegend	Nichttaugl.	345	57,5	165,0	9,1	31,0
11. Landratsamt Samter . . .	Taugliche	53	63,0	167,8	4,5	15,0
Zugewanderte Polen . . .	Nichttaugl.	87	57,4	164,0	5,4	18,1
12. Herzogtum Coburg	Taugliche	279	61,6	166,9	7,3	24,2
Einheim. Landbevölkerung	Nichttaugl.	307	56,7	165,1	8,1	27,3
13. Meißen; Landbevölkerung .	Taugliche	83	61,3	165,5	6,7	22,3
Zugewanderte u. Halbeinheim.	Nichttaugl.	114	57,1	165,1	7,4	24,8
14. Landratsamt Weißensee . .	Taugliche	129	62,4	166,7	3,7	12,8
	Nichttaugl.	115	56,9	165,2	4,5	15,3
15. Dalarne (Landschaft in	Taugliche	247	63,6	171,2	3,0	10,0
Schweden)	Nichttaugl.	80	60,9	168,7	3,7	12,2
16. Sächsische Schweiz	Taugliche	38	61,8	167,0	9,2	31,2
Nichteinheimische Sachsen .	Nichttaugl.	82	56,0	164,0	9,8	33,4
17. Nordthüringen 1903. . . .	Taugliche	119	62,0	167,0	7,5	25,2
Zugewanderte u. Halbeinheim.	Nichttaugl.	123	56,4	165,5	8,1	27,3
18. Herzogt. Gotha: Einh. Land-	Taugliche	232	62,3	166,6	4,5	15,2
bevölkerung d. kalkreich. Geg.	Nichttaugl.	220	56,8	164,6	5,1	17,2
19. Landratsamt Samter . . .	Taugliche	148	—	—	5,3	17,5
Einheimische Polen. . . .	Nichttaugl.	272	—	—	5,8	19,4
20. Landratsamt Schwerin . . .	Taugliche	82	62,3	167,3	8,1	27,4
	Nichttaugl.	207	56,5	166,3	8,6	28,9
21. Landratsamt Grafschaft	Taugliche	280	61,4	167,3	7,1	23,8
Hohenstein	Nichttaugl.	372	56,2	165,7	7,3	24,6
22. Herzogtum Coburg	Taugliche	55	60,8	166,5	7,9	26,4
Zugewanderte u. Halbeinheim.	Nichttaugl.	95	55,8	164,7	8,1	26,9
23. Meißen	Taugliche	137	61,1	166,2	5,7	19,0
Einheim. Landbevölkerung .	Nichttaugl.	208	55,8	163,8	5,7	19,2
24. Schwarzburg-Sondershausen .	Taugliche	161	62,1	167,3	4,5	17,3
Einheimische	Nichttaugl.	241	57,6	167,2	5,1	17,2

Gesamtübersicht: 7170 Rekruten.

	Taugliche	3040	62,0	166,9	6,7	22,3
	Nichttaugl.	4130	56,6	165,1	8,0	26,8

Tabelle 2. Die Beziehungen zwischen dem Zustande des
Gebisses und der Militärtauglichkeit.

Nach den Untersuchungen von Dr. Röse bei Musterungspflichtigen
in den Jahren 1901—1903.

Zustand des Gebisses	Durchschnittszahl der kranken Zähne.	Anzahl der untersuchten Rekruten	Durchschnittliche Körpergröße cm	Durchschnittliches Körpergewicht kg	Durchschnittlicher Brustumfang cm	Prozentsatz der taugl. Rekruten
Sächsische Schweiz: 20—22jährige einheimische Rekruten.						
1. Gut . . .	3,1 (0— 4)	39	165,6	59,8	81,0 : 88,1	46,2
2. Mittelgut. .	7,4 (5— 9)	127 | 517	164,1	58,2	80,3 : 87,5	41,7
3. Schlecht . .	11,9 (10—14)	180	164,0	57,9	79,8 : 87,1	34,5
4. Sehr schlecht	18,6 (üb. 15)	171	164,6	58,1	79,0 : 86,1	27,5
Sächsische Schweiz: 20—22jährige zugewanderte u. halbeinheim. Rekruten.						
1. Gut . . .	2,7 (0— 4)	52	165,0	59,1	79,9 : 87,7	42,3
2. Mittelgut. .	6,8 (5— 9)	91 | 267	165,0	57,8	79,1 : 86,4	33,0
3. Schlecht . .	11,9 (10—14)	67	163,0	57,1	79,1 : 85,9	28,4
4. Sehr schlecht	18,7 (üb. 15)	57	165,0	57,4	78,8 : 85,9	22,8
Landbezirk Meißen: Alle 20—22jährigen Rekruten.						
1. Gut . . .	2,3 (0— 4)	216	164,7	58,3	81,1 : 88,3	42,6
2. Mittelgut. .	6,8 (5— 9)	230 | 542	164,8	57,9	80,5 : 87,7	39,1
3. Schlecht . .	11,9 (10—14)	66	165,9	59,3	81,1 : 88,5	40,9
4. Sehr schlecht	17,3 (üb. 15)	30	165,5	57,9	80,3 : 88,3	36,7
Provinz Posen: Alle 20—22jährigen Rekruten der Landratsämter Samter und Schwerin.						
1. Gut . . .	1,9 (0— 4)	416	165,7	59,2	80,9 : 88,9	37,0
2. Mittelgut .	6,7 (5— 9)	360 | 1035	165,8	58,4	80,7 : 88,7	31,4
3. Schlecht . .	11,5 (10—14)	157	166,7	58,9	79,8 : 87,7	31,8
4. Sehr schlecht	18,2 (üb. 15)	102	165,6	56,7	79,2 : 87,0	22,6
Nordthüringen: Alle 20—22jährigen einheimischen Rekruten von Schwarzburg, Nordhausen, Hohenstein u. Weißensee.						
1. Gut . . .	2,1 (0— 4)	651	166,3	59,1	80,8 : 87,6	44,9
2. Mittelgut. .	6,8 (5— 9)	512 | 1609	166,2	58,5	80,0 : 87,0	42,8
3. Schlecht . .	11,7 (10—14)	304	167,7	58,8	80,1 : 87,0	42,1
4. Sehr schlecht	17,8 (üb. 15)	142	168,1	58,2	79,0 : 86,1	35,9

Zustand des Gebisses	Durchschnittszahl der kranken Zähne	Anzahl der untersuchten Rekruten	Durchschnittliche Körpergröße cm	Durchschnittliches Körpergewicht kg	Durchschnittlicher Brustumfang cm	Prozentsatz der taugl. Rekruten
Thüringen: Alle 20—22jährigen zugewanderten u. halbeinheim. Rekruten.						
1. Gut . . .	2,2 (0— 4)	230 ⎫	166,2	59,5	81,4 : 88,7	50,4
2. Mittelgut . .	5,6 (5— 9)	284 ⎬ 781	165,2	58,7	80,6 : 87,6	41,9
3. Schlecht . .	11,7 (10—14)	177 ⎪	165,4	58,2	80,2 : 87,4	39,6
4. Sehr schlecht	18,4 (üb. 15)	90 ⎭	166,2	57,3	79,6 : 86,5	34,4
Coburg-Gotha, Landbevölkerung: Alle 20—22jährigen einheim. Rekruten.						
1. Gut . . .	2,2 (0— 4)	536 ⎫	166,1	59,5	82,2 : 89,6	53,0
2. Mittelgut . .	6,9 (5— 9)	617 ⎬ 1619	165,0	58,8	81,6 : 88,9	43,6
3. Schlecht . .	11,6 (10—14)	322 ⎪	165,3	59,0	81,5 : 88,8	41,6
4. Sehr schlecht	18,0 (üb. 15)	144 ⎭	166,5	59,6	81,7 : 88,9	40,3
Städte Coburg und Gotha: Alle 20—22jährigen einheimischen Rekruten.						
1. Gut . . .	2,4 (0— 4)	129 ⎫	165,4	59,1	81,6 : 89,0	54,3
2. Mittelgut . .	6,8 (5— 9)	165 ⎬ 490	165,0	58,4	80,7 : 88,0	43,0
3. Schlecht . .	11,8 (10—14)	122 ⎪	164,7	57,8	80,4 : 87,5	35,3
4. Sehr schlecht	18,3 (üb. 15)	74 ⎭	165,0	58,0	80,0 : 87,4	31,1
Stadt Dresden: Alle 20jährigen Rekruten.						
1. Gut . . .	0— 4	450 ⎫	165,0	57,3	82,6 : 89,2	40,0
2. Mittelgut . .	5— 9	996 ⎬ 2545	165,0	56,7	81,8 : 88,1	31,7
3. Schlecht . .	10—14	681 ⎪	165,0	56,7	81,6 : 87,9	30,4
4. Sehr schlecht	üb. 15	418 ⎭	165,2	57,5	81,8 : 88,0	33,0
Landschaft Dalarne in Schweden: 20—21jährige Rekruten.						
1. Gut . . .	1,3 (0— 4)	232 ⎫	170,5	63,2	—	78,9
2. Mittelgut .	6,3 (5— 9)	75 ⎬ 327	171,1	62,4	—	68,0
3. Schlecht . .	12,9 (10—14)	20 ⎭	169,2	62,5	—	65,0
Gesamtübersicht 9732 Rekruten.						
1. Gut . . .	2,1 (0— 4)	2951	166,3	59,3	81,5 : 88,7	47,8
2. Mittelgut . .	6,8 (5— 9)	3457	165,5	58,1	81,0 : 88,0	38,5
3. Schlecht . .	11,7 (10—14)	2096	165,7	58,0	80,7 : 87,7	35,9
4. Sehr schlecht	18,2 (üb. 15)	1228	166,0	57,9	80,3 : 87,3	32,2

Vergleich von Musterungspflichtigen mit und

Tab. 3.   Stadt Dresden = 2545

Zustand des Gebisses			Anzahl
1. Gute Gebisse (—4)	Rekruten ohne Füllungen		436
	„ mit „		14 (3,1 %)
2. Mittelgute Gebisse (5—9) . .	„ ohne „		917
	„ mit „		79 (7,9 %)
3. Schlechte Gebisse (10—14) .	„ ohne „		575
	„ mit „		106 (15,6 %)
4. Sehr schlechte Gebisse (über 15)	„ ohne „		310
	„ mit „		108 (25,8 %)

Regel unter allen übrigen Berufen die bedeutendste Körpergröße.
Infolge ihrer sitzenden Lebensweise bleibt aber die Brustentwicklung
zurück, so daß diese Kopfarbeiter beinahe ebenso regelmäßig die
schlechtesten Rekruten unter allen Berufsarten liefern". Wir müssen
also die Ausnahme in Dresden als unerklärt ansehen, ebenso die
Ausnahmefälle in Meißen und Posen.

Weitere schwere Bedenken gegen diese Tabelle werden sich
uns aufdrängen, wenn wir die Rubrik, die uns über das Körpergewicht orientiert, mit in den Bereich der Betrachtungen hinein-
ziehen. Und dazu sind wir wohl berechtigt, denn sie ist ja so
eigentlich das bindende Glied zwischen der ersten und letzten Rubrik.
Es würde demnach ein gleichmäßiges Sinken der Zahlen in diesen
3 Reihen in der Richtung des Röseschen Gedankenganges liegen.
Aber gleich in der sächsischen Schweiz sind die Leute mit den
schlechtesten Gebissen schwerer als ihre Kameraden in der Gruppe III;
trotzdem weisen sie einen niedrigeren Prozentsatz an Tauglichkeit
auf. Dieselbe Erscheinung finden wir in Dalarne, Coburg und
Gotha; eine ähnliche, die sich auf die Gruppen II und III bezieht,
in Nordthüringen. Hier ist also jeder Schluß auf einen Zusammenhang zwischen Karies und Tauglichkeit ohne weiteres verpönt. In
der Landbevölkerung von Coburg-Gotha haben sogar die Leute der
Gruppe IV das höchste Körpergewicht und die geringste Militärtauglichkeit. Auch die anderen Gruppen zeigen starke Unregelmäßigkeiten. In Dresden zeigt die Gruppe IV das höchste Gewicht,
steht aber in bezug auf Tauglichkeit an zweiter Stelle, während
die erste Gruppe zwar den höchsten Tauglichkeitsprozentsatz aufweist,

ohne Füllungen oder künstlichen Gebissen.
20jährige Rekruten.

Durch-schnittl. Körper-größe cm	Durch-schnittl. Körper-gewicht kg	Durch-schnittlicher Brust-umfang	Prozent-satz der taugl. Leute	Zahl und Prozentsatz der Füllungen	Zahl und Prozentsatz der künstl. Gebisse
etwa 165,0	57,2	82,6 : 89,2	40,6		
„ 169,6	60,0	82,3 : 90,8	21,4	21 (2,2)	
„ 165,0	56,6	81,8 : 88,1	32,3		
„ 167,3	57,7	81,3 : 88,2	25,3	198 (20,8)	3 (6,4)
„ 165,0	56,7	81,6 : 87,8	30,8		
„ 165,5	57,2	81.7 : 88,3	28,3	299 (31,5)	15 (31,9)
„ 165,0	56,8	81,5 : 87,7	33,2		
„ 166,9	59,4	82,6 : 88,9	32,4	432 (45,5)	29 (61,7)
				370 Leute hatten 950 Füllungen	47 Gebisse

an Körpergewicht aber hinter der vierten Gruppe zurückbleibt. Auf Grund dieser Tatsachen müssen die Schlußfolgerungen Röses: „je besser die Zähne, um so größer ist auch das Körpergewicht, um so weiter der Brustumfang, um so höher die Militärtauglichkeit", als viel zu weitgehend und unbewiesen zurückgewiesen werden.

In diesem Zusammenhang sei noch der Untersuchungen Erwähnung getan, die Röse anstellte, um zu erforschen, ob die zahnärztliche Behandlung imstande ist, gleichzeitig mit einer Besserung des Ernährungszustandes auch eine Erhöhung des Tauglichkeitsprozentsatzes zu bewirken. Die Resultate dieser Erhebungen in Dresden sind schon bekannt. Wir sahen, daß zwar hier der Ernährungszustand sich hob, daß aber der Tauglichkeitsprozentsatz weit unter dem Durchschnitt blieb. Die Erklärung hierfür wurde ebenfalls gegeben. Bei den übrigen Untersuchten aber tritt fast ausnahmslos der Vorteil zahnärztlicher Behandlung zutage, und zwar mit wünschenswerter Deutlichkeit, wie folgende Tabellen lehren.

Wir sind demnach wohl berechtigt, zu sagen, daß eine rationelle rechtzeitig einsetzende Zahnpflege wohl imstande ist, die nationale Wehrkraft unseres Volkes in nicht unerheblichem Maße zu erhöhen.

Daß aber auch die Karies die nationale Wehrkraft beeinträchtigen und vor allem die Diensttüchtigkeit in ungünstigem Sinne beeinflussen kann, mögen die folgenden Ausführungen beweisen. Wir wollen zunächst uns die Verordnungen vergegenwärtigen, welche sich mit diesem Gegenstande befassen. Bei dem Landheere tritt Untauglichkeit ein bei den in folgenden Paragraphen (196) genannten Leiden:

<table>
<tr><td>Tab. 4.</td><td colspan="2" align="center">Vergleich von Musterungspflichtigen mit
Alle 20—22jährigen deutschen Rekruten</td></tr>
</table>

Zustand des Gebisses		Anzahl
1. Gute Gebisse (0—4)	Alle Rekruten	2269
	Rekruten mit Füllungen	15 (0,7 %)
2. Mittelgute Gebisse (5—9) . .	Alle Rekruten	2386
	Rekruten mit Füllungen	77 (3,2 %)
3. Schlechte Gebisse (10—14) .	Alle Rekruten	1395
	Rekruten mit Füllungen	85 (6,1 %)
4. Sehr schlechte Gebisse (über 15)	Alle Rekruten	810
	Rekruten mit Füllungen	113 (13,9 %)

Bäcker und Zuckerbäcker

Mittelgute Gebisse (5—9) . . .	ohne Füllungen	64
	mit „	7
Schlechte Gebisse (10—14) . .	ohne „	52
	mit „	15
Sehr schlechte Gebisse (über 15)	ohne „	71
	mit „	27

20jährige Kopfarbeiter (Kaufleute, Schreiber, Lehrer

	1. Ohne Füllungen	317
	2. Zahnärztlich behandelt	83

Anlage 1. A. 1. B. 1. D. 1. E. 39.

A. 1. A. Schlechte Zähne.

A. 1. B. 39. Mangel sämtlicher Schneide-, Augen- und ersten
Backenzähne in einem Kiefer bei sonst gutem Gebiß und gutem
Ernährungszustand (über die Militärdienstfähigkeit von Leuten mit
künstlichen Gebissen usw. lassen sich allgemeine Regeln nicht aufstellen. Es bedarf hierüber militärärztlicher Beurteilung von Fall
zu Fall je nach Art, Sitz und Leistungsfähigkeit des betreffenden
Ersatzmittels, nach den örtlichen Veränderungen in der Mundhöhle
sowie nach der dienstlichen Verwendung des einzelnen). Die Notwendigkeit des Gebrauchs eines künstlichen Gebisses usw. an sich
braucht indes die Fähigkeit für den Militärdienst nicht ohne weiteres
auszuschließen, auch nicht, wenn ein solches die Ernährung erschwert.

A. 1. D. 39. Mangel sämtlicher Schneide-, Augen- und ersten

und ohne Füllungen oder künstlichen Gebissen.
(ohne Dresden). 6850 Rekruten.

Durchschnittl. Körpergröße cm	Durchschnittl. Körpergewicht kg	Durchschnittl. Brustumfang	Prozentsatz der taugl. Leute	Zahl und Prozentsatz der Füllungen	Zahl und Prozentsatz der künstl. Gebisse
165,9	59,3	81,3 : 88,6	46,2		
167,1	59,5	80,3 : 88,2	73,3	26 (3,0)	
165,3	58,5	80,7 : 87,9	40,4		
166,5	60,2	80,9 : 88,2	42,9	189 (22,1)	3 (6,0)
165,6	58,5	80,4 : 87,6	38,2		
167,9	60,4	80,2 : 87,7	43,5	281 (32,9)	9 (18,0)
166,0	58,0	79,7 : 86,9	31,7		
167,1	58,6	79,7 : 86,9	31,9	358 (42,0)	38 (76,0)

290 Leute hatten 854 Füllungen | 50 Gebisse

mit und ohne Füllungen.

162,1	59,3	83,2 : 90,0	59,4		
162,3	58,4	83,6 : 91,2	71,4		
163,2	59,4	83,1 : 90,0	38,5		
163,5	61,1	83.7 : 90,7	73,3		
162,7	59,0	82,0 : 88,7	43,7		
164,8	60,5	83,5 : 90,3	40,7		

u. a.) der Stadt Dresden. Geborene Sachsen.

166,4	55,9	80,4 : 86,6	15,5		
167,3	58,1	81,9 : 88,7	25,3		

Backenzähne in einem Kiefer bei gleichzeitigem Fehlen mehrerer
Zähne in dem anderen Kiefer (1) oder bei sichtlich beeinträchtigtem
Ernährungszustand.

A. 1. E. 39. Wesentliche Störung des Kauens durch Mangel
oder Fehlen der Kauwerkzeuge bedingt.

Bei der Marine gelten folgende Bestimmungen (87):

I. Geringe körperliche Fehler, welche bei der seemännischen
und halbseemännischen Bevölkerung die Tauglichkeit zum aktiven
Dienst aufheben.

i. 1. Fehlerhafte oder mangelhafte Schneidezähne, sofern die
Backenzähne gut sind.

II. A. 4. Krankheiten und Gebrechen, welche die Hinzuziehung
zum aktiven Dienst im Frieden verhindern, die Tauglichkeit für die
Marine-Ersatzreserve doch im allgemeinen nicht ausschließen:

16. C. Mangel sämtlicher Schneide-, Augen- und ersten Backenzähne in einem Kiefer.

Bei der Schutztruppe (196) gelten folgende Bestimmungen:

D. 445 Im besonderen heben die folgenden Leiden und Gebrechen die Tropendienstfähigkeit auf.

i. Schlechte Zähne, wenn nicht mindestens auf einer Mundseite in beiden Kiefern einer Reihe gut erhaltener sich gegenüberstehender Backzähne eine gute Kaufähigkeit gewährleistet.

Beamte mit gut sitzenden künstlichen Gebissen können als tropendienstfähig erachtet werden, wenn sie sich im Besitze eines eben solchen Ersatzgebisses befinden.

Michel (199) hat nun aus den Sanitätsberichten berechnet, daß pro Jahr und Armeekorps durchschnittlich etwa 2 Eingestellte wegen Mangels sämtlicher Schneide-, Augen- und ersten Backenzähne in einem Kiefer entlassen werden, d. h. 0,16 $^0/_{00}$ der Iststärke, daß ferner etwa 0,3—0,014 $^0/_{00}$ der Iststärke wegen Störung des Kauens dienstunbrauchbar, 0,5—0,012 $^0/_{00}$ der Iststärke aus demselben Grunde invalide werden.

Bei einer Berücksichtigung jedoch auch der durch Folgezustände von Zahnverlust und Zahnkrankheiten bedingten, aber unter anderen als den oben genannten Begründungen formulierten Entlassungen konnte Stabsarzt Distel[1]) berechnen, daß auf einen wegen Zahnkaries dienstunbrauchbaren Mann 7 kamen, welche chronische Leiden infolge schwerer Zahnerkrankungen dienstunbrauchbar machten, daß sich die Zahl der wegen Zahnverlusts und Zahnkrankheiten erfolgten Dienstunbrauchbarkeitserklärungen zu den auf Folgezuständen beruhenden verhielt wie 16 zu 8, bei den Invalidisierungen wie 30 : 26. Es ist somit immer noch eine zum Teil fast gleiche, zum Teil höhere, teilweise halb so große Anzahl solcher Entlassungen hinzuzurechnen, bei denen zwar auch Zahnverlust das zugrunde liegende Leiden war, die aber nach andern Ziffern beurteilt werden mußten.

An Invaliden z. B. berechnet Stabsarzt Distel für den Zeitraum 1878/79 wegen Zahnverlusts 125, nach andern Ziffern beurteilt 108. An dienstunfähigen und entlassenen Mannschaften wegen Zahnverlusts 381, nach andern Ziffern beurteilt 81.

Des weiteren berechnete Distel, „daß vor der Heeresvermehrung (1894) die durchschnittliche Zahl der wegen Zahnmangels der Ersatzreserve Zugewiesenen auf 2,25 $^0/_{00}$ aller Dienstunbrauchbaren, nach derselben jedoch auf 4,6 $^0/_{00}$" sich belief. Es soll dies nach Michel ein Anzeichen dafür sein, daß die „weitere Verminderung der Ansprüche an die Körperbeschaffenheit der Musterungspflichtigen und

---

[1]) Nach nicht publizierten, dem Autor (Michel) zur Verfügung gestellten Statistiken.

zur Aushebung Gelangenden einem Übergreifen auf schlechter bezahnte Individuen gleich käme."

Im Ausland sind die Bestimmungen teilweise viel schärfer, z. B. in England. Aber man ist hier in den letzten Jahren zu der Überzeugung gekommen, daß bisher zu viel Wert darauf gelegt wurde, ob ein Mann wegen schlechter Zähne zurückgewiesen oder behalten werden sollte. Nun gibt es 2 Paragraphen, welche diese Angelegenheit ordnen:

1. Kein Mann kann für dienstunfähig erklärt werden wegen defekter oder mangelnder Zähne, ausgenommen die Folgen haben ihn bereits in einen derartigen Zustand versetzt, daß er unfähig ist, seine Pflicht zu erfüllen.

2. Kein Mann mit schlechten oder mangelnden Zähnen, der für den Dienst im Ausland ausgehoben ist, kann als dienstuntauglich für die Marine erklärt werden, nur weil er infolge des Zustandes seiner Zähne von der Aushebung befreit wurde (197).

Wir werden uns über diese neuen Vorschriften nicht wundern, wenn wir im Brit. Med. Journal 1899 (198) lesen, daß im Jahre 1898 von 66501 Leuten 1767 ihres schlechten Gebisses wegen für untauglich erklärt wurden. Das ist beinahe jeder 38. Mann. Die Gesamtzahl der Zurückgewiesenen betrug 22287.

Als interessante Zahlen seien noch genannt diejenigen der in Frankreich und Italien wegen schlechter Zähne Zurückgewiesenen. In Frankreich wurden zurückgewiesen in den Jahren

1831—1849 26000 Mann,

in Italien 1859—1869 80000 Mann;

1863—1876 2669 Mann,

1873—1893 4400 Mann.

Nun müssen wir allerdings bedenken, daß früher besonders starke Zähne erforderlich waren, um die Patronen abzubeißen. Es mögen da auch viele Selbstverstümmelungen vorgekommen sein, um dem Militärdienst zu entgehen.

Daß die Diensttüchtigkeit der Soldaten durch die Karies der Zähne wesentlich beeinträchtigt werden kann, dürften schon die Erwägungen zur Genüge dartun, daß Leute mit schmerzenden Zähnen und dadurch (Locus minoris resistentiae) bedingter Empfänglichkeit für Erkältungen, nicht ausreichender Nachtruhe, ungenügender Nahrungsaufnahme und anderen Folgen des kranken Gebisses mehr, nicht imstande sind, den Anforderungen des Dienstes in erforderlichem Maße zu genügen, daß sie vor allem aber den Strapazen eines Feldzuges mit seinen vielen Biwaks nicht gewachsen sind. Ein lehrreiches Beispiel hierfür bietet uns der Burenkrieg. Nach Michel (199) haben die Engländer in diesem Kriege mehr Soldaten durch Zahnleiden verloren als durch die Kugel des Feindes.

Der englische Kriegsminister teilte im Parlament vor Beendigung des Krieges mit, „daß die Anzahl der in Südafrika infolge defekter Zähne invalide gewordenen und zurückgekehrten Leute seit dem Beginn des Krieges bis 1902 2451 betrüge."

Wenn wir ferner einen Blick in die Sanitätsberichte werfen und uns die Zahl der an den Zähnen erkrankten Mannschaften sowie die Zahl der Behandlungstage betrachten, so ersehen wir hieraus ohne weiteres, daß die Diensttüchtigkeit durch die Karies — um diese oder Folgeerscheinungen derselben wird es sich wohl ausnahmslos handeln — sehr wohl in bedenklichem Grade beeinträchtigt werden kann. Laut „Fränkischen Kurier" wurden in Bayern in den Jahren 1892—1897 382668 Soldaten wegen schwerer Zahnerkrankungen behandelt, deren Heilung 183364 Behandlungstage in Anspruch nahm. Berechnungen größeren Stils verdanken wir wiederum Distel (von Michel veröffentlicht). Es betrug im Jahre 1874—1878 die Zahl der Behandlungstage an Zahnkrankheiten 4,7 $^0/_0$ aller Behandlungstage, während die Behandlungsdauer des Einzelfalles 5,54 Tage und die Zahl der unter den betreffenden Rapportnummern Geführten 0,05 pro Kopf der Iststärke betrug.

1888—1896 belief sich die entsprechende Zahl der Behandlungstage auf 6,44 $^0/_{00}$, die Behandlungsdauer des Einzelfalles auf 6,64 Tage, und es kamen auf den Kopf der Iststärke 0,07 an Zahn- und Kieferkrankheiten Erkrankte. Aus einer Zusammenstellung, welche ich hierüber aus den Sanitätsberichten 1892—1900 herauszog, ergaben sich folgende Zahlen: Auf das 1000 der Gesamtbehandlungstage entfielen in den betreffenden Jahren 5,56, 5,12, 4,98, 5,40, 4,69, 5,0, 5,0 Behandlungstage allein an Zahnkrankheiten.

Für den Einzelfall solcher Erkrankungen betrug in denselben Zeitabschnitten die durchschnittliche Dauer der Behandlung 4,5 Tage (gegenüber 13,2 Tagen bei den Gesamterkrankungen) 4,4 (12,8), 4,4 (12,8), 4,3 (13,2), 4,5 (13,0), 4,7 (13,5), 5,0 (13,5), 5,2 (13,7). Außerdem waren noch viele Folgekrankheiten der Karies genannt, die der Autor aber nicht zahlenmäßig festlegte.

Nach Munk (zitiert von Michel [199]) sind im österreichischen Heere von 1897—1901 9300 Mannschaften an Zahnfleischerkrankungen mit 40596 Krankentagen bei der Truppe und 22474 Verpflegungstagen im Spital behandelt worden.

Port hat für Bayern berechnet, daß bei rechtzeitig einsetzender zahnärztlicher Behandlung $^3/_4$ der hier in Betracht kommenden Krankheiten vermieden werden könnten. Er erhofft von der Einführung einer rationellen Zahn- und Mundpflege eine Verminderung des Krankenzuganges um 1200 Mann und der Behandlungstage um 700 pro Jahr für Bayern.

VIII. Kapitel. Die Verbreitung zahnärztlicher Behandlung.

Bei der zahlenmäßigen Festlegung der Füllungen — diese dienen als Erkennungszeichen zahnärztlicher Behandlung — sind Bedenken von wegen der Methode nicht gerechtfertigt. Diese Statistiken zeigen uns mit erschreckender Deutlichkeit, wie wenig für die Gesunderhaltung der Zähne im Volke geschieht.

Aus den Tabellen 1 und 2 ersehen wir, daß von 180075 kariösen Zähnen nur 1879 = 1,04 % gefüllt sind. Die Mädchen scheinen etwas gewissenhafter auf die Erhaltung eines gesunden (resp. eines schönen) Gebisses bedacht zu sein.

Aus Tabelle 7 ersehen wir, daß von 22341 Kindern mit schlechten Zähnen 1,08 % eine zahnärztliche Behandlung erfahren haben. Die Tabellen 5 und 6 bestätigen wieder, daß die Mädchen mehr Wert auf die Konservierung ihrer Zähne legen als die Knaben. Wenn wir die Zahlen der Tabelle 7 zu denen der Tabelle 5 und 6 addieren, so ergibt sich nach Tabelle 8, daß von 51778 Kindern mit schlechten Gebissen nur 744 = 1,43 % etwas zur Erhaltung eines gesunden Gebisses getan haben. Mit andern Worten, erst jedes 70. Kind mit kariösen Zähnen ist zahnärztlicher Behandlung teilhaftig geworden. Tabelle 3 zeigt noch erschrecklichere Zahlen, indem von 1607496 kariösen Zähnen nur 7214 = 0,4 % gefüllt waren.

Daß bei den Erwachsenen der Prozentsatz der gefüllten Zähne etwas höher ist als bei den Kindern, versteht sich von selbst. Aus Tabelle 9 ersehen wir, daß von 203470 kariösen Zähnen 4001 = 1,9 % konserviert waren. Aber auch diese Zahl ist immerhin noch eine bedenklich niedrige. Wenn wir die Ergebnisse der Tabellen 1, 2 und 3 addieren, so ergibt sich nach Tabelle 4, daß von 1787571 kariösen Zähnen nur 9093 = 0,5 % gefüllt waren. Mit andern Worten: Auf 1000 kariöse Zähne kommen 5 gefüllte Zähne bei Kindern im schulpflichtigen Alter.

Wenn wir mit diesen Zahlen die erschreckend hohen Ziffern im 1. Kapitel vergleichen, so sehen wir auf den ersten Blick, daß es mit der zahnärztlichen Fürsorge gar sehr schlecht bestellt ist. Es ist deswegen die Forderung erhöhter Gesundheitspflege auf zahnhygienischem Gebiet wohl berechtigt, sie wird zur moralischen Pflicht, wenn wir bedenken, welch unangenehme und bösartigen Folgen die Karies zeitigen kann und erwächst zu einem Gebot nationaler Selbsterhaltung, wenn wir uns vor Augen halten, daß durch die zahnärztliche Behandlung die Wehrkraft unseres Volkes wohl gehoben werden kann.

Tab. 1. Die Verbreitung zahnärztlicher Behandlung bei Knaben.

Ort	Zahl der Untersuchten	Zahl der kariösen Zähne	Davon sind gefüllt	%
Elberfeld [6]	2046	10760	8	0,07
Witten [7]	486	2413	10	0,41
Ulm [10]	2141	18924	24	0,1
Holzminden 1909 [12]	850	4271	55	1,28
Holzminden 1906 [12]	834	4698	22	0,46
Schleswig-Holstein [18]	10580	39675	163	0,4
Freiburg [56]	546	14263	590	4,1
	17483	95004	872	0,9

Tab. 2. Die Verbreitung zahnärztl. Behandlung bei Mädchen.

Ort	Zahl der Untersuchten	Zahl der kariösen Zähne	Davon sind gefüllt	%
Elberfeld [6]	1941	9699	8	0,08
Witten [7]	530	2896	3	0,10
Ulm [10]	2570	22945	281	1,2
Holzminden 1909 [12]	678	3085	14	0,45
Holzminden 1906 [12]	788	4034	75	1,8
Schleswig-Holstein [18]	9145	34142	303	0,9
Freiburg [56]	205	5357	218	4,06
Berlin { Milchzähne	407	1263	1	0,08
{ Bleibende Zähne . .	—	1660	104	6,26
	16264	85071	1007	1,1

Tab. 3. Die Verbreitung zahnärztl. Behandl. b. Knaben u. Mädchen.

Ort	Zahl der Untersuchten	Zahl der kariösen Zähne	Davon sind gefüllt	%
Deutsche Städte u. 4 Dörfer in Schweden [1])	160558	1243802	6075	0,53
158 Dörfer u. Landstädtchen [1])	31588	213863	189	0,09
Straßburg [107]	9558	65402	45	0,06
Straßburg	2269	9427	72	0,7
Ulm	4802	23987	433	1,8
Mühlhausen	6421	44612	386	0,8
Neustadt	257	6403	14	0,2
	215433	1607496	7214	0,4

Tabelle 4. Summe:

	Zahl der Untersuchten	Zahl der kariösen Zähne	Davon sind gefüllt	%
Tabelle 1 und 2	33747	180075	1879	1,0
Tabelle 3	215433	1607496	7214	0,4
	249180	1787571	9093	0,50

[1]) Diese Zahlen entsprechen der Summe der von Röse und anderen deutschen Zahnärzten untersuchten Kinder. Die Namen der Städte und Dörfer sind in den Tabellen des 1. Kapitels genannt. Die Zusammenzüge sind von der Zentralstelle für Zahnhygiene gemacht worden.

Tab. 5. Die Verbreitung zahnärztlicher Behandlung bei Knaben.

Ort	Zahl der Unter- suchten	Davon haben schlechte Zähne	Fül- lungen haben	%
Hamburg [8]	331	328	24	7,3
Ulm [10]	2141	2108	11	0,5
Holzminden 1909 [12]	850	800	23	2,9
Schleswig-Holstein [18] . . .	10580	9886	88	0,83
Straßburg [10]	2000	1938	67	3,35
	15902	15060	213	1,41

Tab. 6. Die Verbreitung zahnärztl. Behandlung bei Mädchen.

Ort	Zahl der Unter- suchten	Davon haben schlechte Zähne	Fül- lungen haben	%
Hamburg [8]	362	355	36	10,14
Ulm [10]	2570	2535	73	2,8
Holzminden [12]	678	666	5	0,75
Schleswig-Holstein [18] . . .	9145	8863	137	1,63
Straßburg [10]	2000	1958	38	1,9
	14755	14377	289	2,01

Tab. 7. Die Verbreitung zahnärztl. Behandl. b. Knaben u. Mädchen.

Ort	Zahl der Unter- suchten	Davon haben schlechte Zähne	Fül- lungen haben	%
Straßburg	9538	9497	25	0,26
Straßburg	2269	1907	30	1,56
Mühlhausen	6421	6400	145	2,26
Magdeburg	4670	4537	42	0,92
	22898	22341	242	1,08

Tabelle 8.   Summe:

Ort	Zahl der Unter- suchten	Davon haben schlechte Zähne	Fül- lungen haben	%
Tabelle 5 und 6	30607	29437	502	1,70
Tabelle 7	22898	22341	242	1,08
	53505	51778	744	1,43

Tab. 9. Die Verbreitung zahnärztl. Behandlung bei Erwachsenen.

Ort	Zahl der untersuchten Leute	Zahl der kariösen Zähne	Davon sind gefüllt	%
II. Armeekorps [32]	2486	11519	54	0,47
Erwachsene Leute in Deutsch- land und Schweden [1]) . .	18904	142480	3760	2,7
Freiburg	1179	34588	146	0,42
Freiburg	161	4777	2	0,04
Waldkirch	201	5929	39	0,60
Altbreisach	136	4077	0	0,0
	23067	203470	4001	1,9

[1]) Siehe Fußnote der Tabelle Nr. 3.

An-

Tab. 1.   Verbreitung der Zahnverderbnis bei erwachsenen

Nr.	Untersuchungsgebiet
1	Einheimische Heerespflichtige des Kreises Weißensee (nach Röse)[78]
2	Einheimische Heerespflichtige des kalkreichen Teils von Gotha-Land (nach Röse)[78] . . . .
3	Einheim. Heerespflicht. von Schwarzburg-Sondershausen (n. Röse)[78]
4	Gymnasium und Realschule in Sondershausen (nach Röse)[78] . . .
5	Heerespflichtige des Kreises Samter (Posen) (nach Röse)[78] . . . . .
6	Heerespflichtige des Landbezirks Meißen (nach Röse)[78] . . . . .
7	Soldaten des Königs-Ulanen-Regiments in Hannover (nach Röse)[78] .
8	Heerespflichtige im südlichen Bayern (nach Röse)[78] . . . .
9	Einheimische Heerespflichtige des Kreises Hohenstein (nach Röse)[78]
10	Priesterseminar in Freising (nach Röse)[78] . . . .
11	Einheimische Heerespflichtige von Coburg-Land (nach Röse)[78] . .
12	Einheimische Heerespflichtige der Stadt Coburg (nach Röse)[78] . .
13	Zugewanderte und halbeinheimische Heerespflichtige in Thüringen 1903 (nach Röse)[78] . . . .
14	Zugewanderte und halbeinheimische Heerespflichtige in Thüringen 1901 (nach Röse)[78] . . . .
15	Sträflinge des Landesgefängnisses in Freiburg i. Baden (nach Röse)[78]
16	Gymnasium in Gotha (nach Röse)[78] . . . .
17	Heerespflichtige des Kreises Schwerin (Posen) (nach Röse)[78] . . .
18	Einheimische Heerespflichtige des kalkarmen Teils von Gotha-Land (nach Röse)[78] . . . .
19	Einheimische Heerespflichtige der Stadt Gotha (nach Röse)[78] . . .
20	Soldaten des 103. Infanterie-Regiments in Bautzen (nach Röse)[78] .
21	Vollsächsische Heerespflichtige der Stadt Dresden (nach Röse)[78] . .
22	Zugewanderte und halbsächsische Heerespflichtige der Stadt Dresden (nach Röse)[78] . . . .
23	Nordthüringische Heerespflichtige der Stadt Nordhausen (nach Röse)[78]
24	Heerespflichtige aus der Sächsischen Schweiz. Stadt Sebnitz. Zugewanderte und Halbeinheimische (nach Röse)[78] . . . .
25	19—34jährige Unteroffiziere vom 103. Infanterie-Regiment in Bautzen (nach Röse)[78] . . . .
26	Heerespflichtige aus der Sächsischen Schweiz. Einheimische Landbevölkerung (nach Röse)[78] . . . .

hang.

Leuten in deutschen Städten und Dörfern.

Anzahl der Untersuchten	Anzahl der		Durchschnittszahl der erkrankten Zähne	Durchschnittl. Prozentsatz der erkrankt. Zähne	Anzahl und Prozentsatz der Leute mit völlig gesunden Gebissen	Anzahl und Prozentsatz der Leute mit kranken Zähnen
	gesunden Zähne	erkrankten Zähne				
244	6189	1005	4,1	13,9	39 (16,0)	205 (84,0)
452	11242	2172	4,8	16,2	54 (11,9)	398 (88,1)
402	9831	2048	5,1·	17,2	41 (10,2)	361 (89,8)
186	4108	952	5,1	18,8	15 (8,1)	171 (91,9)
731	17578	4307	5,9	19,7	93 (12,7)	638 (87,3)
542	12795	3361	6,2	20,8	37 (6,8)	505 (93,2)
403	9451	2601	6,5	21,6	30 (7,4))	373 (92,6)
5610	127531	38107	6,8	23,0	307 (5,4)	5303 (94,6)
652	14711	4710	7,2	24,2	43 (6,6)	699 (93,4)
100	2285	754	7,5	24,8	4 (4,0)	96 (96,0)
586	12952	4511	7,7	25,8	21 (3,6)	565 (96,4)
144	3180	1103·	7,7	25,8·	5 (3,4)	139 (96,6)
242	5309	1891	7,8	26,3	16 (6,6)	226 (93,4)
539	11800	4308	8,0	26,7	27 (5,0)	512 (95,0)
253	5497	2111	8,3	27,7	12 (4,7)	241 (95,3)
204	3943	1708	8,4	30,2	4 (2,0)	200 (98,0)
304	6452	2600	8,6	28,7	15. (5,0)	289 (95,0)
581	12069	5049	8.7	29,5	22 (3,8)	559 (96,2)
346	7165	3119	9,0	30,3	11 (3,2)	335 (96,8)
764	15916	7110	9,3	30,9	12 (1,6)	752 (98,4)
1615	32609	15010	9,3	31,5	29 (1,2)	1586 (98,8)
930	18568	8754	9,4	32,4	22 (2,4)	908 (97,6)
311	6104	3167	10,2	34,2	9 (2,9)	302 (97,1)
339	6580	3463	10,2	34,5	4 (1,2)	335 (98,8)
157	2983	1792	11,4	37,5	5 (3,2)	152 (96,8)
444	7686	5513	12,4	41,8	0 (—)	444 (100)

Tab. 2. Verbreitung der Zahnverderbnis bei er

Nr.	Untersuchungsgebiet	Anzahl der Untersuchten
27	Landwehrleute des 1. u. 2. Inf.-Rgts. München [81]	551
28	Rekruten des II. Armee-Korps Stettin [82]	2436
29	Breslau [84]	501 / 225
30	Breslau (Rekruten) [50]	3000
31	Patienten der Universitäts-Zahnklinik zu Breslau 1901/02 [13]	273
32	„ „ „ „ „ „ „ [13]	634
33	Kuxhaven (Matrosen) [87]	450
34	Konstanz (Infanterie-Regiment) [85]	—
35	Bayreuth (Soldaten) [84]	858
36	Konitz (Insassen der Provinzial-Besserungsanstalt) [97] . . .	220
37	Württembergisches Infanterie-Regiment Nr. 126 [92] . . .	1000
38	Breslau [90] *)	419
39	Leipzig [120]	1000
40	Berlin [112]	1000
41	Schlierbach [138]	473
42	3. Seebataillon [139]	1459
43	Freiburg [119]	253
44	Freiburg [86]	1179
45	Freiburg [86]	161
46	Altbreisach [86]	136
47	Waldkirch [86]	201
48	Konstanz [85]	100
49	Musterungspflichtige in Bayern [81]	5610
50	Breslau	1264
51	Hallstadt [200]	493

*) In der Zahl 419 sind 53 Kinder inbegriffen.

wachsenen Leuten in deutschen Städten und Dörfern.

Anzahl der		Durch-schnitts-zahl der er-krankten Zähne	Durch-schnittl. Prozentsatz der erkrankten Zähne	Anzahl und Prozentsatz der Leute mit völlig gesunden Gebissen	Anzahl und Prozentsatz der Leute mit kranken Zähnen
gesunden Zähne	erkrankten Zähne				
—	1725	3,13	—	—	—
63964	11519	4,6	15,2	314 = 12,6	2172 = 87,4
6921	3632	7,2	34,4	—	—
4465	668	2,9	10,3	—	—
—	26493	8,83	—	184 = 6,13	2816 = 93,87
6892	2002	7,3	26,0	—	—
15174	3298	5,2	18,5	—	—
11544	1833	4,7	13,7	—	—
—	—	—	—	39,0	61
—	4204	4,9	—	61 = 7,1	797 = 92,9
—	—	—	—	5 = 2,3	215 = 97,7
20546	8123	8,1	39,4	—	—
10405	3784	—	—	—	—
—	5897	5,9	—	61 = 6,1	939 = 93,9
—	4659	4,6	—	—	—
10649	1822	4	—	—	—
—	10196	—	—	44 = 3,0	1415 = 97,0
—	—	—	—	12 = 4,7	241 = 95,3
—	—	—	—	231 = 20,28	948 = 79,72
—	—	—	—	39 = 24,2	122 = 75,8
—	—	—	—	40 = 29,4	96 = 70,6
—	—	—	—	27 = 13,4	174 = 86,6
—	—	—	—	26 = 26	74 = 74
—	39616	6,7	—	—	—
19941	11034	8,7	—	—	—
9073	4037	8,1	44,5	1 = 0,2	492 = 99,8

Tabelle 3. Verbreitung der Zahnverderbnis bei Kindern in Schweden.

Nr.	Ortschaft	Anzahl der untersuchten Kinder	Anzahl der		Durchschnittszahl der erkrankten Zähne	Durchschnittlicher Prozentsatz der erkrankten Zähne	Anzahl und Prozentsatz der völlig gesunden Gebisse	Anzahl und Prozentsatz der Kinder mit erkrankten Zähnen
			gesunden Zähne	erkrankten Zähne				
1	Styrsö b. Göteborg (Schwed.)[78]	77	1021	926	12,0	47,6	0 = 0	77 = 100
2	Nybro (Schweden)[78]	92	1548	746	8,1	32,5	0 = 0	92 = 100
3	Alfvesta (Schweden)[78] . . .	38	598	354	9,3	37,2	0 = 0	38 = 100
4	Flen (Schweden)[78]	109	1919	822	7,6	30,0	1 = 0,9	108 = 99,1
5	Krylbo (Schweden)[78]. . . .	134	2431	903	6,8	27,1	4 = 3,0	130 = 97,0
6	Sanda (Schweden)[78]	39	648	301	7,8	31,7	1 = 2,6	38 = 97,4
7	Mjölby (Schweden)[78]. . . .	125	2195	899	7,2	29,1	5 = 4,0	120 = 96,0
8	Köping (Schweden)[78] . . .	18	284	145	8,1	33,8	2 = 11,1	16 = 88,9
9	Åland (Schweden)[78]	23	407	151	6,6	27,1	0 = 0	23 = 100
10	Gamla Upsala (Schweden)[78] .	72	1382	405	5,6	22,7	2 = 2,8	70 = 97,2
11	Visby (Schweden)[78]	181	2769	1849	10,2	40,0	1 = 0,6	180 = 99,4
12	Slite (Schweden)[78]	76	1147	755	9,9	39,7	0 = 0	76 = 100
13	Lau (Schweden)[78] . . - .	33	588	243	7,4	29,2	0 = 0	33 = 100
14	Klintehanm (Schweden)[78] . .	116	1966	965	8,3	32,9	2 = 1,7	114 = 98,3

15	När (Schweden)[78]	51	873	390	7,7	30,9	2 = 3,9	49 = 96,1
16	Borgholm (Schweden)[78] . . .	100	1698	782	7,8	31,5	6 = 6,0	94 = 94,0
17	Dalhem (Schweden)[78] . . .	40	662	331	8,3	33,3	0 = 0	40 = 100
18	Skenninge (Schweden)[78] . .	97	1885	583	6,0	23,6	3 = 3,1	94 = 96,9
19	Öja (Schweden)[78]	90	1693	601	6,7	21,8	4 = 4,4	86 = 95,6
20	Malung 1901[9]	137	2595	813	5,9	23,8	10 = 7,3	127 = 92,7
21	Dalarne 1901[9]	110	2101	577	5,2	21,6	17 = 15,5	93 = 84,5
22	Elfdalen 1901[9]	278	5568	1302	4,7	19,0	38 = 13,7	240 = 86,3
23	Leksand und Röttfik[9] . . .	169	3857	501	3,0	11,5	44 = 26,0	125 = 74,0
24	Hamar[86]	660	12805	2441	3,69	16,0	61 = 9,2	599 = 91,8
25	Dalarne (4 Dörfer)[78]	694	14121	3193	4,6	18,4	109 = 15,7	585 = 84,3
26	Stockholm 1907[79]	1960	—	—	—	—	4 = 0,20	1956 = 99,8
27	Stockholm[80]	711	—	—	—	22,92	20 = 3,09	689 = 96,91
28	Stockholm	789	—	—	—	26,0	19 = 2,41	770 = 97,59
29	Kristineberg[83]	85	—	—	—	—	6 = 7,76	79 = 92,24
30	Kristineberg	32	—	—	—	—	2 = 6,25	30 = 93,75
31	Boras[16]	622	—	—	—	24,9	13 = 2,1	609 = 97,9
32	Göteborg[16]	434	—	—	—	26,4	13 = 3,0	421 = 97,0
33	Karlskrona[16]	820	—	—	—	24,7	29 = 3,5	791 = 96,5
34	Eskilstuna[16]	750	—	—	—	27,8	14 = 1,9	736 = 98,1
35	Stockholm[16]	1983	—	—	—	23,4	67 = 3,4	1916 = 96,6
36	Karlshamm[16]	925	—	—	—	23,1	56 = 6,1	869 = 93,9
37	Mariestad[16]	169	—	—	—	16,2	15 = 8,9	154 = 91,1

Nr.	Ortschaft	Anzahl der untersuchten Kinder	Anzahl der		Durchschnittszahl der erkrankten Zähne	Durchschnittlicher Prozentsatz der erkrankten Zähne	Anzahl und Prozentsatz der völlig gesunden Gebisse	Anzahl und Prozentsatz der Kinder mit erkrankten Zähnen
			gesunden Zähne	erkrankten Zähne				
38	Kristianstad [16]	285	—	—	—	20,4	22 = 7,7	263 = 92,3
39	Arvika [16]	52	—	—	—	26,2	1 = 1,9	51 = 98,1
40	Hessleholm [16]	103	—	—	—	16,4	14 = 13,6	89 = 86,4
41	Skara [16]	518	—	—	—	17,1	41 = 7,9	477 = 92,1
42	Uddevalla [16]	361	—	—	—	20,1	14 = 3,9	347 = 96,1
43	Slite [16]	49	—	—	—	36,0	0 = 0,0	49 = 100,0
44	Sköfde [16]	527	—	—	—	20,6	32 = 6,1	495 = 93,9
45	Malmö [16]	433	—	—	—	15,4	42 = 9,7	391 = 90,3
46	Visby [16]	534	—	—	—	32,5	2 = 0,4	532 = 99,6
47	Hemse [16]	107	—	—	—	28,6	4 = 3,7	103 = 96,3
	Dänemark.							
48	Kopenhagen [72]	9574	233148	48559	5,04	21	747 = 7,8	8827 = 92,2
49	Närum [94]	155	2952	926	6,0	23,9	13 = 8,4	142 = 91,6
50	Sölleröd [95]	103	1887	689	6,7	26,7	7 = 6,8	96 = 93,2

Tabelle 4. Verbreitung der Zahnverderbnis bei erwachsenen Leuten in Schweden.

Nr.	Untersuchungsgebiet	Anzahl der Untersuchten	Anzahl der		Durchschnittszahl der erkrankten Zähne	Durchschnittlicher Prozentsatz der erkrankten Zähne	Anzahl und Prozentsatz der Leute mit völlig gesunden Gebissen	Anzahl und Prozentsatz der Leute mit kranken Zähnen
			gesunden Zähne	erkrankten Zähne				
1	Heerespflichtige von West-Dalarne in Schweden (nach Wibom)[78]	339	8978	1108	3,3	11,0	96 (28,3)	243 (71,7)
2	Soldaten d. Dalarne-Regiments in Rommehed (nach Röse)[78]	170	4485	715	4,2	13,8	38 (22,4)	132 (77,6)
3	Soldaten des 5. Grenadier-Regiments in Malmslätt (nach Röse)[78]	598	14260	3868	6,4	21,3	60 (10,0)	538 (90,0)
4	Soldaten des 11. Infanterie-Regiments in Kronobergs-hed (nach Röse)[78]	366	8375	2705	7,4	24,4	15 (4,1)	351 (95,9)
5	Soldaten des Infanterie- und Artillerie-Regiments der Insel Gotland (nach Röse)[78]	350	7649	2858	8,2	27,2	21 (6,0)	339 (94,0)

Tabelle 5.   Verbreitung der Zahnverderbnis bei Kindern in außerdeutschen Staaten.

Nr.	Ortschaft	Anzahl der untersuchten Kinder	Anzahl der		Durchschnittszahl der erkrankten Zähne	Durchschnittlicher Prozentsatz der erkrankten Zähne	Anzahl und Prozentsatz der völlig gesunden Gebisse	Anzahl und Prozentsatz der Kinder mit erkrankten Zähnen
			gesunden Zähne	erkrankten Zähne				
	England. [20]							
1		8175	—	—	—	—	41 = 5,0	8134 = 95,0
2		5249	—	20976	4,0	—	485 = 9,2	4764 = 90,8
3		3368	—	9456	2,8	—	782 = 23,22	2586 = 79,88
4		1900	—	6673	3,5	—	241 = 12,7	1659 = 87,3
5	Leeds [20]	186	—	888	4,7	—	3 = 1,6	183 = 98,4
6	Cambridge [88]	756	—	—	—	—	27 = 3,5	729 = 96,5
	Schottland. [81]							
7	Schottland	10517	—	35279	3,3	—	1508 = 14,2	9009 = 85,8
8	Schottland 1893 [86]	3145	70000	8963	2,8	12,8	71 = 22,5	3074 = 77,5
	Italien.							
9	Mailand 1897 [74] , , ...	12018	—	—	—	—	96 = 8,0	11922 = 92,0

	Amerika.						
10	Illinois [70]	623	—	4486	7,2	30,0	47 = 7,5	576 = 92,5
	Rußland.						
11	Kortsch (Gymnasium) [65]	—	—	—	—	—	36,0	64,0
12	Frodosia (Gymnasium) [65]	—	—	—	—	—	25,2	74,8
13	Bjalostock (Realschule) [65]	—	—	—	—	—	12,0	88,0
14	Pultawa (Gymnasium) [65]	—	—	—	—	—	24,0	76,0
15	Pultawa (Kadetten) [65]	—	—	—	—	—	9,0	91,0
16	Pultawa (Mädchenschulen) [65]	—	—	—	—	—	12,0	88,0
17	St. Petersburg (Volksschulen) [65]	—	—	—	—	—	18,0	82,0
18	St. Petersburg (Mädchensch.) [65]	—	—	—	—	—	21,0	79,0
19	Minsk (Gymnasium) [67]	—	—	—	—	—	20,0	80,0
20	Kiew [68]	213	—	—	—	—	23 = 10,8	190 = 89,2
21	Michaelowski-Schosslens- kische Pulverfabrik [83]	126	—	—	—	—	31 = 25	95 = 75
		437	—	—	—	—	157 = 35,9	280 = 64,1
	Schweiz.						
22	Schaffhausen 1900 [78]	300	—	—	—	—	30 = 10,0	270 = 90,0
23	Zürich 1901/02 [78]	975	—	—	—	14,0	26 = 2,7	949 = 97,3
24	Zürich 1901/02 [78]	956	—	—	—	13,7	33 = 3,45	923 = 96,55
25	Wädenswyl [91]	116	—	—	—	25,0	0 = 0,0	116 = 100,0
26	Luzern 1891 [1]	1000	—	—	—	—	58 = 5,8	942 = 94,2
27	Chur [106]	170	—	—	—	—	18 = 7,6	157 = 92,4

Nr.	Ortschaft	Anzahl der unter- suchten Kinder	Anzahl der		Durch- schnitts- zahl der er- krankten Zähne	Durch- schnitt- licher Prozent- satz der er- krankten Zähne	Anzahl und Prozentsatz der völlig gesunden Gebisse	Anzahl und Prozentsatz der Kinder mit erkrankten Zähnen
			gesunden Zähne	er- krankten Zähne				
28	Nyon [107]	460	7653	3476	7,5	45,4	10 = 2,1	450 = 97,9
29	Neukirch [95]	112	1755	1045	9,3	37,3	0 = 0	112 = 100
30	Kirchberg [95]	189	2603	1973	10,4	43,1	1 = 0,5	188 = 99,5
31	Wellhausen [95]	33	498	319	9,7	39,0	0 = 0	33 = 100
32	Hüttlingen [95]	53	765	564	10,7	42,4	0 = 0	53 = 100
33	Felben [95]	39	581	364	9,3	38,5	0 = 0	39 = 100
	Holland.							
34	Gulpen [95]	144	3139	399	2,8	11,3	54 = 37,5	90 = 62,5
35	Nieuweschans [95]	386	7646	2003	5,2	20,8	55 = 14,3	331 = 85,7
36	Manila [22]	500	8968	3485	6,97	27,95	24 = 4,8	476 = 95,2
37	Chinesenkinder	50	—	—	—	22	—	—
38	Neuseeland [39]	1148	—	5887	5,1	20,8	—	—

	Österreich.						
39	Pilsen 1902 [60]	325	—	—	—	—	84 = 25,8	241 = 74,2
40	Iglau 1902 [64]	500 141	— —	— —	— —	— —	0 = 0,0 1 = 0,7	500 = 100,0 140 = 0,3
41	Österreichische Rekruten [60]	40000	—	—	—	—	5780 = 14,2	34220 = 85,8
42	Aussig [105]	30	—	84	2,8	—	1 = 3,4	29 = 96,6
43	Felsberg [60]	200	—	—	—	—	12 = 6	188 = 94
	Ungarn.						
44	Budapest [77]	712	—	—	—	—	246 = 34,5	466 = 65,6
45	Szegedin 1893 [84]	1000	—	3691	3,6	15,4	128 = 12,8	872 = 87,28
	Böhmen.						
46	Christofsgrund [95]	114	1369	1435	12,6	51,2	1 = 0,9	113 = 91,1
47	Kasejowitz [95]	236	4325	1431	6,1	24,9	19 = 8,0	207 = 92,0
48	Blobitz [95]	284	5697	1554	5,5	21,4	27 = 9,5	257 = 90,5
49	Hostiwitz [95]	307	5792	1773	5,8	23,4	23 = 7,5	284 = 92,5
50	Trebnitz [95]	338	6717	1737	5,1	20,5	42 = 12,4	296 = 87,6
	Belgien.						
51	Tiége [95]	56	1057	337	6,0	24,2	10 = 17,9	46 = 82,1
52	Sartlez Spaa [95]	48	888	306	6,4	25,6	4 = 8,4	44 = 91,6

Literaturverzeichnis und Quellennachweis.

Es werden folgende Kürzungen angewandt:

Mo. = Deutsche Monatsschrift für Zahnheilkunde.
Co. = Correspondenzblatt für Zahnärzte.
O. B. = Odontologische Blätter.
Z. R. = Zahnärztliche Rundschau.
D. z. W. = Deutsche zahnärztliche Wochenschrift.
S. V. = Schweizerische Vierteljahrsschrift für Zahnheilkunde.
Ö.-U. V. = Österreich.-ungarische Vierteljahrsschrift für Zahnheilkunde.
Z. W. = Zahnärztliches Wochenblatt.
Z. f. Sch. = Zeitschrift für Schulgesundheitspflege.
Sch. = Schulzahnpflege.
W. z. M. = Wiener zahnärztliche Monatsschrift.
Ö. Z. f. S. = Österreichische Zeitschrift für Stomatologie.

1. Lipschitz, Beiträge zur Kariesfrequenz bei Schulkindern und Bekämpfung der Karies. Mo. 1897, S. 451. — 2. Fenchel, Die Kariesfrequenz der Zähne hamburgischer Kinder. Co. 1893, S. 294. — 3. Derselbe, Unter gleichem Titel. Co. 1895, S. 33. — 4. Jochheim, Berichterstattung über Schulkinderuntersuchungen in Kaiserslautern. Mo. 1897, S. 347, sowie Mo. 1898, S. 104. — 5. Röse, Zahnverderbnis und Beruf. Mo. 1904, S. 298. — 6. Voerckel, Über die Zahn- und Mundpflege bei Volksschulkindern. Mo. 1898, S. 105. — 7. Weber, Über die Zahn- und Mundpflege bei Volksschulkindern. Mo. 1898, S. 105. — 8. Röse, Der günstige Einfluß des harten Brotes auf die Gesunderhaltung der Zähne. Mo. 1904, S. 465. — 9. Röse, Die Zähne der Dalarner und Gotländer. Mo. 1904, S. 736. — 10. Klein, Schulzahnklinik und Schulzahnarzt. Mo. 1909, S. 170. — 11. Kirmayer, Die Schulkinderuntersuchung im Königl. zahnärztlichen Institut Würzburg 1898—1909. D. z. W. 1909, S. 930. — 12. Lewinski, II. Bericht über die Resultate der Zahnuntersuchungen an der Bürgerschule zu Holzminden. D. z. W. 1909, S. 626. — 13. Bruck, Die Tätigkeit der Abteilung für konservierende Zahnheilkunde am zahnärztl. Institut der Universität Breslau. Mo. 1902, S. 162. — 14. Kühns, Bericht über die 32. Versammlung des zahnärztlichen Vereins für Niedersachsen. Mo. 1898, S. 303, sowie Zahnhygiene in den Schulen. O. B. 1899, S. 249. — 15. Jessen, Bericht über die zahnärztliche Untersuchung und Behandlung der Volksschulkinder in Straßburg i. E. vom 1. Oktober 1900 bis 30. September 1901. O. B. 1901/02, S. 273. — 16. Förberg, Welchen Einfluß üben die Nahrungsmittel und das Trinkwasser auf die Entwickelung und den Bestand der Zähne aus? O. B. 1900, S. 41. — 17. Körner, Einiges über das Auftreten der Karies bei Kindern während des schulpflichtigen Alters. Mo. 1899, S. 367. — 18. Fricke, Kariesstatistik der Volksschulen der Provinz Schleswig-Holstein. Co. 1899, S. 267. — 19. Greve, Über Kariesstatistik, Co. 1899, S. 264. — 20. Fenchel, Die Versorgung der Volksschulkinder mit zahnärztl. Hilfe. Mo. 1894, S. 361. — 21. Hoppe, Über die Beziehungen von kariösen Zähnen zu geschwollenen Lymphdrüsen (nach Untersuchungen an Schulkindern). Mo. 1894, S. 368. — 22. Kleine Mitteilung aus dem Dental Cosmos, März 1905. Untersuchender: Louis Otto fy. Mo. 1906, S. 288. — 23. Sitzungsberichte der phys. med. Gesellschaft Würzburg, Heft IX, 1894, S. 134. — 24. Jessen, Loos, Schlaeger, Zahnhygiene in Schule und Heer, Straßburg 1904 (Heitz). — 25. Notiz in der Z. R. 1902, Nr. 534 nach Angabe von Jessen (24). — 26. Notiz in der Z. R. 1902, S. 8975. — 27. D. z. W. 1903, Nr. 12 nach Angabe von Jessen (24). — 28. O. B. 1903 (III., IV.) nach Angabe von Jessen (24). — 29. Wedl, Pathologie der Zähne, herausgegeben von v. Metnitz und v. Wunschheim. — 30. Zitiert von Paul Ritter, sowie D. z. W. 1901, S. 363 (Abschrift aus der Kattowitzer Zeitung). — 31. Port, Über die Zahnkaries im Anfang der dreißiger Jahre. Mo. 1899, S. 57. — 32. Lührse, Die

Verbreitung der Zahnkaries bei den verschiedenen Gewerbetreibenden. Mo. 1899, S. 249. — 33. Adloff, Der Zustand der Zähne bei den Arbeitern in Pulverfabriken. D. z. W. IV, Nr. 43. Ref. Mo. 1905, S. 185. — 34. Kunert, Arbeiterschutz und Krankenkassen in ihrem Verhältnis gegenüber der Zahnkaries bei den Bäckern und Konditoren. Inaug. Dissert. — 35. Seitz, Resultat einer Militäruntersuchung S. V. 1896, S. 123. — 36. Henle, Untersuchungen über die Zähne der Volksschüler zu Hamar in Norwegen. Z. f. Sch. 1898, II, S. 65. — 37. Schwarze, Schulunter- suchungen (Sitzung der zahnärztl. Gesellschaft zu Leipzig). Mo. 1903, S. 272. — 38. Notiz in Mo. 1908, S. 472. — 39. Notiz in Mo. 1908, S. 158. — 40. Die städtische Zahnklinik zu Cöln. Mo. 1909, S. 506. — 41. Notiz in Z. R. 1912, S. 817. — 42. Notiz in Z. R. 1912, S. 739. — 43. Notiz in Z. R. 1912, S. 456 D. — 44. Notiz in Z. R. 1912, S. 299. — 45. Notiz in Z. R. 1911, S. 1842 d. — 46. Notiz in Z. R. 1911, S. 1773. — 47. Notiz in Z. R. 1911, S. 1146 d. — 48. Notiz in Z. R. 1911, S. 1187. — 49. Ritter, Über die Notwendigkeit einer höheren Würdigung der Zahn- und Mund- hygiene. Deutsche med. Wochenschrift 1894, Nr. 19 der Beilage S. 146. — 50. Bruck, Die Einführung der Zahnpflege in Heer und Marine. O. B. 1901, Nr. 14, S. 256. — 51. Zitiert von Paul Ritter, s. 81. — 52. O. B. 1898, Heft 21 (nach Angabe von Jessen). — 53. O. B. 1897, Heft 3 (nach Angabe von Jessen, s. 24). — 54. Zitiert von Paul Ritter, S. 284. — 55. Zitiert von Paul Ritter, S. 287. — 56. Zitiert von Jessen (24), S 117. — 57. Wim- menauer, Über die Beziehungen des Gebisses zum Ernährungszustand bei Schulkindern. Z. f. Sch. 1910, VII, S. 457. — 58. v. Seydel, Hand- buch des öffentl. Rechts, V. Abt. Theoretische Statistik, bearbeitet von v. Mayr, Freiburg i. B. u. Leipzig 1895 (Verlag Mohr). — 59. Notiz in Z. R. 1903, Nr. 575 (zitiert von Jessen, s. 24). — 60. Notiz in. Z. R. 1902, Nr. 547, S. 9714. — 61. Notiz in Z. R. 1903, S. 10035. — 62. Scheff, Handbuch der Zahnheilkunde. — 63. Co. 1900, Aprilheft. — 64. Z. W. 1894, Nr. 383, nach Angabe von Jessen. — 65. Z. W. 1898, S. 336, nach Angabe von Jessen. — 66. Z. W. 1901, Nr. 718, nach Angabe von Jessen (24), S. 117. — 67. Zitiert von Paul Ritter, S. 283 (81). — 68. Z. f. Sch. 1897, S. 166. — 69. D. z. W. 1902, S. 375. — 70. s. 24, S. 117. — 71. Z. R. 1902, S. 541. — 72. Weestergaard, Statistische Beobachtungen über den Zustand der Zähne bei den Volksschulkindern Kopenhagens. Ref. Mo. 1900, S. 431. — 73. Körner, Über die Beziehungen der Erkrankung der Zähne zu den chronischen Schwellungen der regionären Lymphdrüsen. Ref. Mo. 1898, S. 136. — 74. S. V. 1903, S. 64. — 75. S. V. 1901, Heft 2. — 76. S. V. 1903, Heft 1, S. 55. — 77. Zitiert von Jessen (24), S. 119. — 78. Röse, Die Verbreitung der Zahnverderbnis in Deutschland und an- grenzenden Ländern. Mo. 1906, S. 337. — 79. Lenhardtson, Die Stellung der öffentlichen Mundhygiene in Schweden, V. Internat. zahnärztl. Congreß, Berlin 1909, Sektion X, S. 584. — 80. Fehl, Beitrag zur Schulzahnpflege. Ö. Z. f. S. 1911, S. 225. — 81. Ritter, Paul, Zahn- und Mundhygiene im Dienste der öffentlichen Gesundheitspflege. Weyl, Handbuch der Hygiene. Erg. Bd. II, 1903. — 82. Zitiert von Paul Ritter S. 283. — 83. Zitiert von Paul Ritter, S. 285. — 84. Port, Über die Zahnkaries im Anfange der zwanziger Jahre auf Grund von statistischen Untersuchungen bei Soldaten. Mo. 1895, S. 473. — 85. Röse, Die Zahnverderbnis der Musterungspflich- tigen in Bayern. Ö. U. V. 1896, Heft IV. — 86. Barthels, Ergebnisse meiner Schul- und Militäruntersuchungen in Freiburg i. B. S. V. 1897, Heft VII. — 87. Steffen, Zahnpflege in der Kaiserl. Marine. D. z. W. 1899 (43). — 88. Zitiert von Ritter (81), S. 367. — 89. Sickinger, Über die Notwendigkeit der Zahnpflege in der Armee. — 90. Bruck, Die Tätigkeit der Abteilung für konservierende Zahnheilkunde am zahnärztl. Institut der K. Univerität Breslau. Mo. 1901, S. 168. — 91. Müller, Resultat der zahnärztlichen Munduntersuchungen an der Sekundärschule

Wädensweil. S. V. 1901, Oktoberheft. — 92. Untersuchungen von Loos (24), S. 177. — 93. Co. 1891, S. 286 (Notiz). — 94. Kirchner, Der Zahnarzt als Hygieniker. Mo. 1903, S. 125. — 95. Röse, Erdsalzarmut und Entartung. Mo. 1908, S. 1. — 96. Jessen, Jahresbericht der Poliklinik für Zahnkrankheiten an der Universität Straßburg i. E. für das Jahr 1898/99. Co. 1900, S. 80. — 97. Leß, Resultate einer zahnärztlichen Untersuchung von Insassen der Provinzialbesserungsanstalt zu Konitz in Westpreußen. Co. 1899, S. 235. — 98. Thiele, Gebiß und Körperbeschaffenheit der Schulanfänger. Z. f. Sch. 1910, S. 802. — 99. Michel, Über Schulkinderuntersuchungen und deren Ergebnisse. Co. 1904, S. 39. — 100. Parreidt, Zahnärztl. Mitteilungen aus der chirurgischen Universitätspoliklinik Leipzig 1882. Co. 1883, S. 150. — 101. Scheff, Handbuch der Zahnheilkunde II, 1 S. 185. — 102. Röse, Das Erkrankungsverhältnis der einzelnen Zähne des menschlichen Gebisses. Ö. U. V. 1896, Heft III. — 103. Zimmermann, Statistische Untersuchung und Bearbeitung der während 20 Jahre am zahnärztl. Institut der Universität Leipzig gemachten Füllungen und Extraktionen. Mo. 1905, S. 321. — 104. Transactions of the International Medical Congress. Vol. III, S. 519 (Diseases of the Teeth). — 105. Z. f. Sch. 1897, S. 98. — 106. S. V. 1910, S. 51. — 107. Brodbeck, Die rationelle Bekämpfung der Zahnkaries unserer Schuljugend. S. V. 1909, S. 121. — 108. O. B. 1906/07, S. 256. — 109. Röse, Beiträge zur europäischen Rassenkunde und die Beziehungen zwischen Rasse und Zahnverderbnis. Archiv für Rassen- und Gesellschaftsbiologie, II. Jahrgang 1905, S. 689. — 110. Röse, Die Zahnverderbnis unter den Schulkindern in Freiburg. Z. W. 1894, S. 131. — 111. D. z. W. 1898, S. 330. — 112. Kimmle, Zur Zahnpflege in der Armee. Ref. D. z. W. 1899, S. 685 u. 746. — 113. Bericht über die Verhandlungen der 26. Jahresversammlung schleswig-holsteinischer Zahnärzte (Lübeck). Co. 1900, S. 351. — 114. Bericht über die Verhandlungen der 25. Jahresversammlung schleswig-holsteinischer Zahnärzte. Co. 1899, S. 259. — 115. Bericht über die Verhandlungen der 22. Jahresversammlung schleswig-holsteinischer Zahnärzte. Co. 1896, S. 334. — 116. Bericht über die Verhandlungen auf der außerordentlichen Generalversammlung des Vereins schleswig-holsteinischer Zahnärzte (Kiel). Co. 1897, S. 172. — 117. Scheff, Bericht über die Entwickelung und Leistungen des k. k. zahnärztl. Universitäts-Instituts im ersten Dezennium seines Bestehens. Ö. U. V. 1900, S. 205. — 118. Kümmel, Aufgaben des Zahnarztes in der öffentlichen Gesundheitspflege. Co. 1903, S. 212. — 119. Röse, Über die Zahnverderbnis in den Volksschulen. Ö. U. V. 1894, S. 313. — 120. Bericht über die Verhandlungen der VII. Jahresversammlung des Vereins schleswig-holsteinischer Zahnärzte am 21. und 21. Aug. 1881 zu Flensburg. Co. 1881, S. 298. — 121. Odenthal, Kariöse Zähne als Eingangspforte infektiösen Materials und Ursache chronischer Lymphdrüsenschwellungen am Halse. Inaug. Dissert., Bonn 1887. — 122. Fenchel, Über die bisherigen Arbeiten auf dem Gebiete der Volkszahnhygiene in Deutschland bis zum Jahre 1899. W. z. M. 1899, S. 131. — 123. Z. W. 1894, S. 207. — 124. Bericht über den XI. Internationalen med. Kongreß zu Rom. Co. 1894, S. 97 u. 141. — 125. Bericht über die Versammlung des Vereins badischer Zahnärzte im Jahre 1894. Mo. 1895, S. 190. — 126. Bericht über die 21. Versammlung des Vereins schleswig-holsteinischer Zahnärzte. Co. 1895, S. 329. — 127. Keperlet, Untersuchung der Zähne von Schulkindern. D. z. W. 1898, S. 166. — 128. Torger, Volkszahnhygiene. O. B. 1898, XX, 3. — 129. Bruck, Die Bekämpfung der Zahnkaries. S. V. 1903, S. 59. — 130. Richter, Die Zahnheilkunde in der Armee. Co. 1903, S. 146. — 131. Worm, Ergebnisse einer zahnärztl. Untersuchung von 3183 Volksschulkindern. W. z. M. 1903, S. 435. — 132. Kümmel, Die wirtschaftl. Folgen der Zahnkaries und die zahnhygienischen Aufgaben der Sanitätsbehörden. Co. 1903, S. 305. —

133. Steffen, Zum Kapitel Schuluntersuchungen. D. z. W. 1903, S. 589. — 134. Röse, Arbeiten aus der Centralstelle für Zahnhygiene in Dresden. Mo. 1904, S. 129. — 135. Röse, Über zahnhygienische Schuluntersuchungen. D. z. W. 1903, S. 569. — 136. Marcus, Ein Beitrag zur Gewerbehygiene. D. z. W. 1903, S. 325. — 137. Notiz in der Z. R. 1903, S. 10035. — 138. Notiz in der Z. R. 1903, S. 10617. — 139. Notiz in der Z. R. 1903, S. 10692. — 140. Notiz in der Z. R. 1904, S. 34. — 141. Notiz in der Z. R. 1904, S. 107. — 142. Lewinski, Zahnärztliche Schuluntersuchungen. Z. R. 1904, S. 772. — 143. Röse, Zahnverderbnis und Militärtauglichkeit. Mo. 1904, S. 135. — 144. Notiz in der Z. R. 1905, S. 1159. — 145. D. z. W. 1905, S. 742. — 146. Röse, Die Wichtigkeit der Mutterbrust für die körperliche und geistige Entwickelung des Menschen. Mo. 1905, S. 129. — 147. Röse, Zahnverderbnis und Speichelbeschaffenheit. Mo. 1905, S. 705. — 148. Z. R. 1905, S. 206. — 149. Z. R. 1905, S. 261. — 150. Jessen, Die zahnärztl. Behandlung der Volksschulkinder (III. Jahresbericht der städtischen Volkszahnklinik zu Straßburg i. E.). Co. 1896, S. 158. — 151. Kupfer, Über die Notwendigkeit der Schuluntersuchungen. Co. 1906, S. 216. — 152. O. B. 1906, S. 347. — 153. Hoffmann, Die städtische Schulzahnklinik zu Freiburg i. B. Z. R. 1907, S. 554. — 154. Z. R. 1907, S. 621. — 155. Z. R. 1907, S. 780.. — 156. Z. R. 1907, S. 1596. — 157. Jahresbericht über die Tätigkeit in der städtischen Schulzahnklinik zu Mühlhausen i. E. O. B. XI. Jahrgang, S. 256. — 158. D. z. W. 1908, S. 381. — 159. Z. R. 1908, S. 964. — 160. Z. R. 1908, S. 1476. — 161. Z. R. 1908, S. 1734. — 162. D. z. W. 1911, S. 363. — 163. Z. R. 1909, S. 1068. — 164. Die Zähne der Kinder der Werktagsschulen in München. Mitgeteilt: D. z. W. 1911, S. 363. — 165. Jessen, Die zahnärztl. Behandlung der Volksschulkinder (IV. Jahresbericht der städtischen Schulzahnklinik zu Straßburg i. E.). O. B. 1907, S. 332. — 166. Klein, Jahresbericht der städtischen Schulzahnklinik zu Ulm a. D. für das Jahr 1908. D. z. W. 1909, S. 430. — 167. VII. Jahresbericht der städtischen Schulzahnklinik der Haupt- und Residenzstadt Darmstadt. D. z. W. 1909, S. 586. — 168. Köhler, Die zahnärztl. Untersuchungen der Schulkinder zu Darmstadt im Jahre 1909. D. z. W. 1909, S. 770. — 169. Bericht der Schulzahnklinik in Mühlhausen i. E. D. z. W. 1909, S. 741. — 170. Marcuse, Bericht über die zahnhygienische Versammlung in Cottbus. — 171. Kemsies, Zahnpflege an höheren Lehranstalten. Ö. Z. f. S. 1909, S. 260. — 172. Z. R. 1909, S. 199. — 173. D. z. W. 1910, S. 323. — 174. Klein, Aus dem Jahresbericht der städtischen Schulzahnklinik zu Ulm a. D. für das Jahr 1909. D. z. W. 1910, S. 585. — 175. Lewinski, Günstiger Erfolg der Zahnuntersuchungen in höheren Schulen. D. z. W. 1910, S. 642. — 176. Z. R. 1910, S. 250. — 177. Z. R. 1910, S. 1702. — 178. Z. R. 1910, S. 1881. — 179. Jahresbericht der Schulzahnklinik zu Freiburg i. B. Sch. 1911, S. 20. — 180. Sch. 1911, S. 25. — 181. Sch. 1912, S. 21. — 182. Sch. 1911, S. 31. — 183. Sch. 1912, S. 32. — 184. Sch. 1912, S. 63. — 185. Godon, Hygiène publique, les services dentaires graduits en France. L'Odontologie 1887, II. Heft. Ref. Mo. 1887, S. 196. — 186. Pillette u. Dubois, De la création d'un service dentaire dans l'armée. L'Odontologie 1886, Heft IV. Ref. Mo. 1887. — 187. Brubacher, Der Einfluß des Gebisses auf die Erkrankung des Magens. Mo. 1900, S. 148. — 188. Röse, Zahnverderbnis und Zensur. Mo. 1904, S. 347. — 189. Partsch, Die Zähne als Eingangspforte für Tuberkulose. Dtsch. med. Wochenschr. 1904, Nr. 39, S. 1428. — 190. Euler, Ein Fall von tuberkulösem Granulom. Mo. 1906, S. 177. — 191. Möller, Die städtische Schulzahnklinik, ein Hilfsmittel zur Bekämpfung der Tuberkulose. Ref. von Jessen, D. z. W. 1909, S. 1012. — 192. Ritter, Dauerndes Aufhören epileptischer Krampfanfälle nach der Behandlung eines kranken Mundes. Mo. 1886, S. 247. — 193. Howell, Karies und Geistesschwäche. Ref. S. V. 1901. — (194. Röse, Zahnverderbnis und Zensur, s. 188. Mo.

1904, S. 347.) — 195. Die Einführung der Schulzahnpflege in Amerika. Ref. von Cohn. Sch. 1911, IV, S. 18. — 196. Dienstanweisung zur Beurteilung der Militärdienstfähigkeit und zur Ausstellung von militärärztl. Zeugnissen (D. A. Mdf.) vom 21. März 1900. München. — 197. D. z. W. 1910, S. 75. — 198. Mo. 1900, S. 43. — 199. Michel, Karies, Zahnhygiene, Zahnpflege in Schule, Heer und Krankenhaus. Separatabdruck aus den Ergebnissen der gesamten Zahnheilkunde. — 200. Zitiert von Michel (199). Ergebnisse der gesamt. Zahnhlkde., II. Jahrgang, S. 806. — 201. Müller, Paul, Statistique. S. V. 1906 (französischer Teil), S. 175. — 202. Bericht über die Schulkinderuntersuchungen der Stadt Zürich. S. V. 1903, S. 55. — 203. Cohn, Die Schulzahnhygiene auf der Internationalen Hygieneausstellung in Dresden. Sch. II. Jahrgang, Heft 4, S. 1. — 204. Witthaus, Registratur, Statistik und Schulzahnpflege. Sch. II., 4, S. 9. — 205. Berten, Über die chronologische Reihenfolge des Durchbruchs der bleibenden Zähne. Mo. 1895, S. 266. — 206. Röse, Über die mittlere Durchbruchszeit der bleibenden Zähne des Menschen. Mo. 1909, S. 553.

Inhaltsverzeichnis.

Lebenslauf.

Ich, Hubert, Josef, Robert Klöser, geboren zu Stolberg i. Rhld.
am 10. September 1887, katholischer Konfession, bin der Sohn des
Prokuristen Carl Klöser und seiner Frau Antoinette, geb. Stahl.
Nachdem ich das Progymnasium meiner Heimatstadt besucht hatte,
erhielt ich das Zeugnis der Reife von dem Kaiser-Karls-Gymnasium
zu Aachen. Im I. Semester studierte ich Sprachen und Kunst-
geschichte in Münster i. W., im II. und III. Semester Zahnheilkunde
in Heidelberg. Im IV. Semester trieb ich zoologische Studien in
München. Die folgenden 4 Semester war ich wieder in Heidelberg.
Hier bestand ich mein Staatsexamen als Zahnarzt um Weihnachten
1910. Vom 1. Januar bis 1. Mai 1911 war ich Assistent an der
technischen Abteilung des zahnärztl. Instituts der großherzoglich
badischen Ruprecht-Carls-Universität zu Heidelberg (Prof. Dr. med.
Port). Vom 1. Mai 1911 bis 1. Juni 1912 bekleidete ich die Stelle
des 1. Assistenten an der zahnärztl. Poliklinik der k. bayr. Friedrich-
Alexanders-Universität Erlangen (Prof. Dr. Euler). Hier nahm ich
das Studium der Staatswissenschaft auf, dem ich mich in den beiden
letzten Semestern ausschließlich widmete und das seinen Abschluß
fand in meiner Promotion zum Dr. phil.